Dr. Irma I. Sierra

# MÁS ALLÁ
## DEL **PODER**
## DEL **IMÁN**

*Más allá del poder del imán* © Irma I. Sierra, 2023
Publicación independiente de Dr. Irma Sierra, LLC., 2025
Todos los derechos reservados. San Juan, Puerto Rico.

ISBN: 979-8-9985898-0-5
Página web: www.irmasierra.com

Gerencia y coordinación editorial,
edición estratégica:
**Yasmín Rodríguez**
Edición de línea y corrección de prueba:
**Marieli A. De Jesús Gordils**
Consultoría en autopublicación:
**The Writing Ghost®, Inc.**
www.thewritingghost.com

Diseño gráfico y portada:
**Gil Acosta Creative**
www.gilacosta.com

Fotografía de la autora:
**Raúl Romero Photography**
raulromerophotography@gmail.com

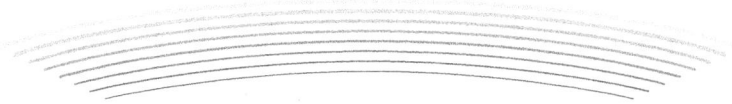

# Dedicatoria

**P**ara mis nietos y mi futura generación. Deseo que todo este legado de información cale en ustedes, que su interés por la información sea una herramienta incansable en sus vidas, y que se beneficien del poder de la energía magnética y las propiedades terapéuticas del imán.

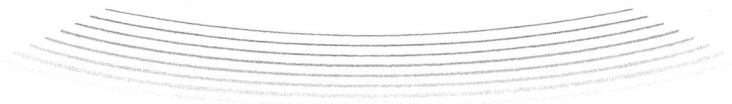

# Tabla de contenido

# Agradecimientos

Agradezco con mucho amor y alegría a mi esposo Jorge, mi mejor amigo, que siempre me ha acompañado en esta misión. A mis hijos Jorge, Adrián y Alexandra - ustedes son mi inspiración y doy gracias por ustedes. Hacen que mi orgullo crezca cada día más y más. Gracias a los tres por estar presente desde el principio. ¡Gracias por continuar acompañándome al ayudar a otros con el poder de la energía magnética! Gracias a mis padres por tener confianza en mí, y dejarme salir lejos de mi hogar con tan solo 17 años de edad a estudiar esta carrera. Merecen un premio por hacerlo en la época donde todavía se usaban teléfonos de peseta y operadoras. ¡Gracias por ese amor incondicional!

A mi personal dedicado de *Health Magnetic Store & More* que comparte mi sueño de difundir los productos magnéticos y la importancia de vivir la vida magnéticamente, ¡gracias! A mis lectores, pacientes y clientes que han demostrado su interés en mi trabajo, y que continúan siendo una fuente de inspiración para mi, ¡gracias siempre! Agradezco a todos los que abren sus corazones y mentes un poquito más todos los días. A Dios, que es mi universo, mi fuente de vida, ¡le doy GRACIAS!

# ¿Por qué otro libro sobre imanes?

Puede que te preguntes, ¿por qué otro libro sobre el poder del imán? ¿Qué hace que este libro sea diferente? La pregunta se entiende, porque el libro *El poder del imán,* publicado en el 2007, todavía es válido y sobrevivió la prueba del tiempo, dejando su información básicamente intacta e igual de confiable. La buena ciencia siempre perdura.

Aunque ya existe una abundancia de información excelente acerca de los imanes, el biomagnetismo y su relación con la salud humana, este libro tiene como objetivo empoderar a quienes lo leen para que puedan beneficiarse de esta ciencia y ofrecer una nueva perspectiva sobre esta disciplina.

> En términos sencillos, el biomagnetismo se refiere al estudio de los efectos de la energía proveniente del campo magnético estático o pulsante de los imanes en los sistemas biológicos. A lo largo de estas páginas, profundizaremos en todo lo que implica esta afirmación.

Me siento increíblemente afortunada de ser hija del Dr. Ralph U. Sierra, pionero de la quiropráctica en Puerto Rico. ¡Qué vida tan fascinante ha sido la nuestra! Mi familia ha estado inmersa en la quiropráctica desde el 1948, cuando mi papá trajo esta disciplina a Puerto Rico (aunque no fue sino hasta el 1952 que logró el registro de la profesión en la isla), hasta el día de hoy. El conocimiento que heredé de mi padre, junto con sus descubrimientos y su constante curiosidad, me brindan un punto de vista único que abarca la historia, las enseñanzas, el uso, el desarrollo y los beneficios del biomagnetismo en el cuerpo humano y la ciencia que lo respalda.

En las páginas de este libro, encontrarás la historia del renacer del biomagnetismo y cómo el Dr. Sierra jugó un papel crucial en el mismo, así como la historia que se esconde detrás de esta ciencia y los beneficios curativos que conlleva. También **descubrirás una guía con técnicas que he desarrollado para que incorpores esta terapia en tu vida diaria,** junto con una amplia variedad de información destinada a llevar una vida saludable gracias al poder inigualable de los imanes. Por último, pero no menos importante, este libro incluye entrevistas, cartas e información valiosa proporcionada por mi padre, el Dr. Ralph U. Sierra, quien fue el primer discípulo de Albert Roy Davis, considerado el padre del biomagnetismo tal como se conoce en la actualidad.

La relación entre el Dr. Ralph U. Sierra y el Dr. Albert Roy Davis es la historia de dos científicos en busca de constante crecimiento y bienestar, y fue el catalizador para el desarrollo de esta disciplina. En mi opinión, lo que impulsó la popularidad del biomagnetismo entre los profesionales de la salud en Estados Unidos fue la notable recuperación de mi padre. El Dr. Ralph U. Sierra padecía la enfermedad de Ménière (problemas del oído medio) e inflamación en la próstata, y logró sanarse utilizando exclusivamente las enseñanzas del Dr. Davis, sin necesidad de someterse a una intervención quirúrgica.

Mi infancia coincidió con el momento en que la quiropráctica y el biomagnetismo estaban tomando auge en Puerto Rico. Mucho antes de mi nacimiento el Dr. Sierra frecuentaba el Hospital del Niño en San Juan y ofrecía sus tratamientos quiroprácticos pediátricos. Antes de que el Dr. Sierra fundara el *Puerto Rico Science Research Laboratory,* fui su primera paciente pediátrica en el uso de imanes. Mi padre nos brindaba tratamientos a mí, a nuestros familiares y amigos, mientras él mismo recopilaba información y seguía expandiendo su conocimiento científico.

Su laboratorio fue un lugar mágico para mí, donde vi cómo desarrolló su investigación y tratamientos con especial énfasis en condiciones musculoesqueletales, de coyunturas, artritis y cáncer. De igual manera, le prestó atención a la biología del crecimiento de semillas y plantas. Ayudó a muchos atletas y personas que habían perdido toda esperanza de alivio. Así fue como comenzó mi curiosidad.

¿Qué hace que este libro sea especial? No solo busca invitar al bienestar, sino también contar la historia de dos científicos que impulsaron una ciencia que mi familia y yo continuamos y seguiremos manteniendo viva en la actualidad. Mi herencia está intrínsecamente envuelta en mi deseo de mejorar la calidad de vida de mis pacientes, a la vez que le ofrezco esperanzas a quienes piensan que lo intentaron todo sin resultados.

Mi experiencia es una muy particular. No sé si exista otra persona que lleve utilizando imanes desde su niñez y que lleve sobre cincuenta años expuesta al campo magnético proveniente de imanes estáticos y pulsantes. Puedo certificar que el uso correcto de los imanes no tiene efectos nocivos ni dañinos a la salud o al cuerpo físico. Al contrario, mantiene la fuerza y vitalidad necesaria hoy día.

Mi pericia en el tema viene del uso diario y constante a través de toda mi vida. Desde pequeña me crié entre imanes y ondas magnéticas. He visto y vivido personalmente los beneficios y los poderes curativos de estos métodos. Mis prendas contienen imanes y nunca me las quito. Cuando digo nunca, es nunca —me las quedo en la playa, en la ducha y hasta para dormir. Mi exposición constante, conocimiento y práctica me dan una perspectiva única sobre el tema. ¡Exploremos el poder del imán!

# Biomagnetismo

¿Alguna vez tocaste algún objeto metálico y sentiste una corta y repentina descarga de electricidad? Esa reacción se debe a la energía que nuestro cuerpo posee naturalmente. Es parte de nuestra biología como humanos tener niveles de electricidad, energía y frecuencias que inevitablemente interactúan con el mundo exterior y entre sí en nuestro cuerpo. Entonces, ¿qué pasaría si aprovecháramos esa electricidad y la manipuláramos para sanarnos? Esa es la pregunta que algunos científicos y doctores se hacían hace décadas, entre ellos mi padre. La contestación a esa pregunta es el biomagnetismo.

El biomagnetismo apareció en San Juan, Puerto Rico en 1967 gracias a mi padre, el Dr. Ralph U. Sierra. Este padecía de la enfermedad de Ménière, una aflicción que afecta los oídos causando mareo extremo y perdida de audición. Además, padecía de inflamación en la próstata. En su búsqueda por un tratamiento no invasivo y natural que le ayudara a aliviar sus síntomas, mi padre empezó a aprender más sobre la biomagnética. Realizaba experimentos consigo mismo, y conoció al aclamado y estudioso practicante de la biomagnética, Albert Roy Davis, en el proceso.

Gracias a su búsqueda y constante hambre por continuar creciendo y aprendiendo, le debemos a Ralph U. Sierra la quiropráctica y la terapia biomagnética en Puerto Rico.

El biomagnetismo es un enfoque científico y terapéutico del bienestar que difiere de la medicina tradicional, la homeopatía, las hierbas y las terapias naturales, pero es perfectamente compatible con cualquier otra modalidad tradicional o alternativa. Es la ciencia que trabaja con los efectos de los campos magnéticos en el sistema biológico.

El biomagnetismo se centra en utilizar los polos opuestos de los imanes. Estos polos se catalogan como norte (energía negativa) y sur (energía positiva). La aplicación de estos imanes superficialmente en el cuerpo, tomando en consideración las condiciones físicas y la condición que se quiere tratar, forman diferentes tipos de energía que resultan en efectos beneficiosos para el cuerpo.

Esta ciencia nunca pretende sustituir otros tratamientos o consejos de tu médico. En cambio, representa un enfoque de salud practicado internacionalmente, que se esfuerza por lograr un equilibrio bioenergético en el cuerpo humano. Este tratamiento busca la homeostasis, que es el estado natural equilibrado del cuerpo (Diccionario De Cáncer Del NCI, n.d.). Es un estado en el que todos los órganos y funciones naturales están en armonía y funcionan adecuadamente. La biomagnética es una terapia no invasiva diferente a las tradicionales y sin efectos secundarios o colaterales. Puede sonar simple, pero ha probado ser altamente efectiva.

Década tras década y hasta el día de hoy, muchos científicos, doctores y estudiosos alrededor del mundo se dedican a conocer más sobre los beneficios curativos del biomagnetismo. El Dr. Ralph U. Sierra y Albert Roy Davis también lo hicieron en sus tiempos, y hoy gozamos de los beneficios sus descubrimientos. Aunque existe una cantidad extensa de literatura e investigaciones sobre los beneficios de la biomagnética en el cuerpo humano, no es un campo popularmente observado ni utilizado.

Los estudios sobre los efectos del magnetismo no solo se dedican al aspecto curativo. También se pueden observar los beneficios del biomagnetismo en otros campos, como lo son la electrónica en general, la aerodinámica y los estudios espaciales.

Otro aspecto de la vida en el planeta Tierra que la biomagnética nos ayuda a entender mejor es la relación entre la atmósfera y el ser humano. Décadas atrás, mediante su investigación y práctica, Ralph U. Sierra probó que la actividad solar interfiere con nuestras frecuencias. En años recientes, otros investigadores han experimentado y cementado que la frecuencia de los ataques cerebrales y de corazón guardan relación con la actividad solar (Montero Vega et al., 2014). Es tanta la influencia del sol sobre los seres vivos, que hasta la frecuencia de los embarazos en la Tierra aumenta cuando ocurren cambios en la superficie solar (Skjærvø et al., 2015).

Esta información abre la puerta a la probabilidad de que también los otros planetas del sistema solar tengan influencia sobre los seres humanos. Es energía que circula y conecta con nuestra biología, afectándola de manera positiva o negativa, ¡como los polos de los imanes!

> Como puedes ver, por diseño vivimos bajo la influencia de un campo magnético al que nuestro cuerpo responde, empezando desde lo más pequeño que nos compone, que son las células.

Cada una de las células del sistema humano es una pequeña batería eléctrica. Tenemos datos establecidos que prueban que cada célula de un ser viviente, animal o vegetal, contiene una carga eléctrica positiva en su núcleo (sur) y una carga eléctrica negativa (norte), envuelta en un sobre en el interior de la célula (protoplasma) (Alberts B et al, 2002). Esto cataloga las células del cuerpo humano como dipolares. La anatomía nos enseña que toda célula posee un tejido nervioso sutil que permite que las células se puedan unir unas con otras. Esa formación es la que hace posibles nuestros órganos y los sistemas que componen en nuestro cuerpo.

El biomagnetismo va más allá y nos enseña que ese tejido nervioso sutil es realmente un campo magnético que conecta nuestra biología entre sí, y hasta con el universo del que somos parte. Estas conexiones que pasan a través ondas magnéticas se mueven a la velocidad de la luz. Son tan rápidas que hacen ver las conexiones del sistema nervioso como lentas. Pero igual, esta revelación nos confirma que la fisiología celular puede ser inhibida o estimulada con ondas magnéticas producidas con un imán.

La función de los órganos glandulares como lo son los pulmones, el colon, el estómago, el páncreas, la próstata, el útero y el cuello uterino, junto con los huesos y tejidos del cuerpo humano, es electroquímica en su naturaleza y funcionamiento. Partiendo de este conocimiento, se resume que si aplicamos la energía electromagnética de forma correcta en la parte afectada, podemos aliviar —o curar definitivamente —algunas afecciones. La biomagnética podría ser la respuesta a muchos males incontrolables que hoy en día muchos conocedores de medicina en todas partes del mundo se enfocan en resolver.

¿Por qué sigo haciendo hincapié en las polaridades? Aunque el tratamiento sea buenísimo, si se hace incorrectamente puede ser mucho más perjudicial que beneficioso. Es importante estar consciente de los efectos de cada polo en el cuerpo antes de utilizarlos. La onda del **polo norte negativo** es energía alcalina negativa, que interrumpe e inhibe el crecimiento. La onda del **polo sur positivo** es energía ácida positiva, que estimula el aumento y propagación.

La energía magnética negativa del **polo norte negativo** reduce la acidez, dolor e inflamaciones. Se utiliza para el tratamiento de cáncer, tumores, artritis y otras enfermedades que se deben a crecimientos anormales. En cambio, la energía magnética positiva del polo sur se usa para hacer crecer el pelo u estimula células cansadas. Como su mecanismo es crecer y aumentar, también es útil para ayudar al desarrollo de los huesos, ayuda a revestir segmentos rotos en estos y asiste en el proceso de curación. Esta energía también reduce los efectos físicos nerviosos que resultan de huesos astillados, y la consiguiente presión en los nervios que pueden resultar en dolores.

El **polo sur positivo** es uno que siempre debe usarse con cautela. Se puede decir que en el 90% de los casos no se utiliza durante tratamientos porque aumenta el crecimiento de los organismos nocivos. Por ende, si la persona tiene una infección bacterial, algún virus o inflamación, **no se debe utilizar el este lado del polo** porque empeoraría la situación. Incluso, cuando el terapista lleva a cabo el procedimiento, debe tener cuidado de no redirigir las ondas del polo sur hacia su persona en el proceso, ya que es igual de perjudicial.

> El polo sur positivo se identifica con el color rojo. Relaciona el color rojo con el símbolo universal de «pare». El polo norte negativo se identifica con el color azul o verde, para relacionarlos con el símbolo de «puedes continuar».

Una vez los imanes interactúan con el cuerpo, la química de la sangre cambia inmediatamente. Mientras más se utilice la terapia biomagnética con la polaridad y potencia correcta, mejor se sentirá la energía biomagnética que contiene tu cuerpo y todo lo que lo compone, desde los átomos hasta la piel. La base del universo y la buena salud es electrónica y natural.

# Mi historia

Para poder hablar sobre quién soy y lo que he logrado en la vida y en el campo de la biomagnética, es importante que primero les hable de mi mamá, Irma Rivera y de mi papá, el Dr. Ralph U. Sierra. Soy hija de unos padres excepcionales. Vivo orgullosa del legado que me dejan, de cómo me criaron y cómo me ayudaron a convertirme en la mujer, madre y profesional que soy hoy.

Ralph U. Sierra, el quiropráctico, conoció a Irma Rivera un tiempo después de salir de un matrimonio que lo dejó drenado. Irma era secretaria ejecutiva de la Autoridad de Energía Eléctrica de Puerto Rico. En un momento dado se lastimó la espalda, y su hermana Carmen la llevó a ver al Dr. Sierra para que la ayudara. Luego de varios ajustes, mi papá la recibió en una de sus visitas con taquillas para ir a ver la obra *Madame Butterfly*. De ahí en adelante fueron inseparables. Mami se retiró de su trabajo para convertirse en la mano derecha de papi. Aunque mi papá le llevaba veintitrés años a mi mamá, se llevaban como dos medias naranjas, y cuando él tenía cincuenta y siete años, nací yo. Heredé el espíritu alegre de mi mamá y el interés por la quiropráctica de mi papá. ¡Lo mejor de dos mundos! Me encantaba pasar tiempo con ellos, éramos una familia muy unida. Mi mamá y yo eramos grandes amigas, y papi y yo eramos compinches desde mi niñez.

Crecer con la persona que prácticamente le dio inicio a un campo entero de la salud en Puerto Rico fue tan interesante como lo imaginan. Para mí era una vida normal y muy llena, con una familia unida y feliz. Nuestro cuidado de salud siempre fue holístico y homeopático. No había nada que mi papá no pudiese resolver con un ajuste, una sesión con imanes, u otros tratamientos que aplicaran, y de eso también hay testigos fuera de nuestra familia. Cuando enfrentaba un problema de salud, mi papá siempre encontraba una solución que no dependiera completamente de la medicina moderna.

De niña siempre fui muy delgada y pequeña porque no me gustaba comer. ¿Cómo lo resolvía papi? Con inyecciones de hierro y vitaminas para mantenerme nutrida. Así era en casa. De todos modos, no recuerdo padecer de casi nada mientras crecía. Cuando me enfermaba no pasaba muchos días enferma.

> **Mi sistema inmune es sólido, y estoy segura de que no es por accidente. Es por regímenes de vida centrados buscar en el bienestar del cuerpo por vías naturales y que están a nuestro alcance si estamos abiertos a aprender.**

Crecí en un hogar donde la salud siempre se relacionaba con la quiropráctica. En mi vida siempre reinaron los ajustes, el poder de las vitaminas y los buenos hábitos alimenticios, la magia de la miel natural, la medicina holística y claro, el poder de los imanes. Yo no veía nada raro en la manera en que me criaron, pero para otros era extraña y peculiar. Vivía en bienestar mucho antes de que se popularizara el término.

En general, mi vida era tan exitosamente dependiente de la medicina holística que de pequeña nunca me vacunaron, y hasta el sol de hoy continúo la costumbre. Mi familia nunca lo vio necesario, y yo tampoco lo sentí necesario en ningún momento de mi adultez, ni siquiera como madre. Me llegaron a operar las amígdalas a los diez años, a insistencia de mi tía materna. No la culpo para nada, ella tenía las mejores intenciones del mundo para con su sobrina. Luego de la operación sentía algunas molestias en el área que solía calmar con un collarín magnético girado hacia la garganta. Eso sí, siempre fui a un dentista voluntariamente, y tuve mis primeros laboratorios cuando quedé embarazada.

Quisiera puntualizar aquí, lector, que mi historia de vida no debe ser tomada como una crítica a cualquier protocolo del sistema de salud. **Exhorto a todo el mundo a investigar, indagar e informarse bien antes de aceptar cualquier tratamiento, sea el que sea.** Haz preguntas, habla con los profesionales de la salud, pero nunca te sientas presionado a seguir un estándar específico.

Alrededor de los catorce años me interesé más en la labor de mi papá como quiropráctico. Más allá de que me hiciera ajustes en casa, mientras más aprendía de lo que hacía, más curiosidad y ganas de aprender tenía.

Cuando le conté sobre mi interés en su disciplina y que eventualmente sería quiropráctica, me empezó a añadir en todo lo que podía para que aprendiera activamente de él. Eso también me llevó a copiar ciertas conductas positivas que veía en su día a día.

Empecé a comer lo mismo que el comía. Papi adoraba las ensaladas, así que allá fui yo y comencé a comer ensaladas. Estábamos sumamente pendientes de nuestra ingesta de pan y sus levaduras, y solo nos comíamos el pan bien tostado y seco. Adopté la mayoría, sino todos, de sus hábitos alimenticios. Él dejó de comer carne, pues yo dejé de comer carne. Él no tomaba sodas ni jugos procesados, así que los eliminé de mi vida. Solía tener un almuerzo pesado y una cena liviana, así que yo también comía así. Hacía ayunos de un día, y yo me acostumbré a hacerlos con él. Mi papá tuvo una tienda de productos naturales en Puerto Rico a finales de los 1950, principio del 1960. Ahí le ofrecía a sus clientes jugos de acerola completamente naturales y hechos a mano, entre otras comidas y suplementos.

Ralph U. Sierra era una persona físicamente activa. Sabía que la combinación ganadora para estar saludable era una buena alimentación junto con el acondicionamiento físico del cuerpo. En las tardes enseñaba calistenia a un grupo en la YMCA para hacer ejercicios. Yo iba con él y me ejercitaba también. Aprendí a hacer yoga y a mantenerme en movimiento constante.

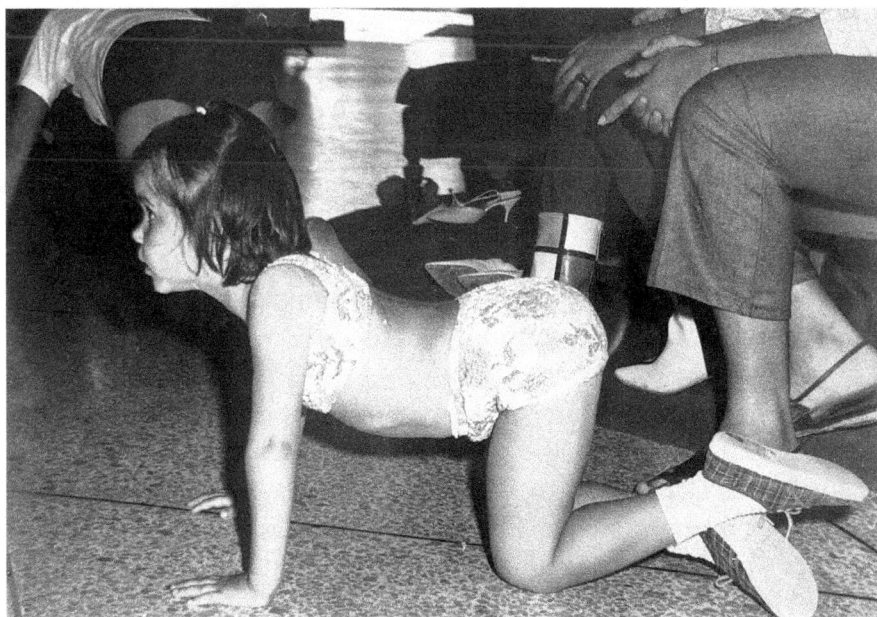

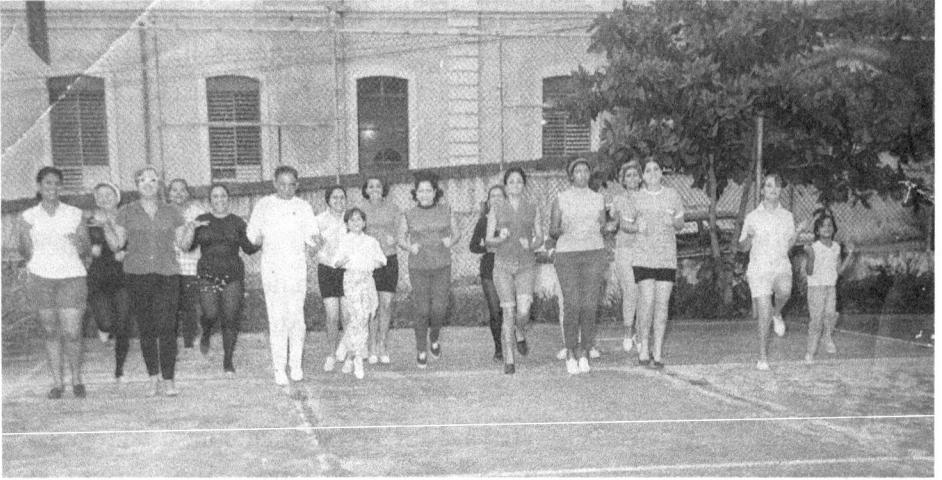

Todas las mañanas, a las 6:30, leía mi pronóstico astrológico de Géminis mientras esperaba la guagua para ir a la escuela. Así fue que hice las pases con levantarme temprano, y eventualmente esa costumbre me convirtió en una persona madrugadora y mañanera. Me criaron en un ambiente donde se hablaba positivamente y se honraba la conexión entre el cuerpo y la mente. Mi papá no solo valoraba una buena rutina saludable física, sino también de la mente y el corazón. Me enseñó a escribir diarios, a poner por escrito mis metas y todo lo que quería lograr con fechas de conclusión, para visualizarlo y aprender a amar mi creación, mis pensamientos y lo que me hace ser «Irma».

Eventualmente, mis padres compraron la casa en la que papi puso su oficina, práctica, laboratorio y familia. Dos casas más abajo, en la misma calle, se mudarían los papás de mi futuro esposo, pero eso lo cuento luego. Fue aquí también cuando mi papá se adentró en el mundo de la biomagnética, confirmando las teorías de Albert Roy Davis con ratones, jugadores de pelota, y su familia. Como el tratamiento era exitoso, empezó a dar entrevistas en los medios y a recibir invitaciones para compartir su conocimiento en seminarios en distintos lugares del mundo.

Todos los veranos, mi papá cerraba la clínica y se iba a dar conferencias y presentaciones. Como estas eran en verano, yo me iba con él a donde fuera. Fuimos a Dallas, Los Ángeles, Canadá, Nueva York, Miami, México y Trinidad & Tobago. También lo vi dar conferencias en universidades de San Juan y Mayagüez sobre cómo crear agua magnética para rociar frutas y vegetales. La última conferencia a la que fui con él fue en St. Louis, donde dio una charla tan excelente que me recordó a alguien: Albert Einstein. Esa impresión, esa comparación que mi mente hizo entre los dos, nunca la olvidaré. Papi era mi genio favorito.

Mi papá fue mi mentor, y la persona que me ayudó a crecer en el mundo de la biomagnética y la quiropráctica. Una parte fundamental de mi crianza fue el aprender que el magnetismo era una de las cuatro fuerzas fundamentales de la naturaleza, acompañado por la gravedad, la energía nuclear y la radioactividad. El electromagnetismo es equivalente al concepto proveniente de la antigua medicina china, el Qi, también conocido como prana, que significa «fuente de vida».

Mi papá explicaba la biomagnética con planetas. De noche, nos sentábamos afuera a mirar al cielo mientras él explicaba que en el espacio existe una infinidad de estrellas y planetas. Que todas giraban a la velocidad que lo hacen y tienen la distancia que tienen una entre la otra gracias a una fuerza que protege el orden natural. Decía que, de la misma forma, nuestros cuerpos son el espacio y sus componentes son las estrellas y los planetas. Nuestros átomos, las moléculas, las células, los tejidos, los órganos y todos nuestros sistemas, al igual que el espacio y sus estrellas, son magnéticos y están interconectados. Existe una armonía natural, una inteligencia universal que vive en nosotros sin interrupción.

Así explicaba que nosotros los humanos somos magnéticos, y que si utilizamos ese magnetismo a nuestro favor, podemos canalizar nuestra sanación física y mental sin tener que salirnos de las herramientas que nos da la naturaleza y el universo. En ese momento, todos estos temas de los que mi papá hablaba no tenían mucha evidencia que los respaldara, y tampoco existía un procedimiento o herramienta científica que lo identificara.

Hoy en día existe el magnetómetro, o dispositivo de interferencia cuántica superconductora SQUID (*superconducting quantum interference device*), una herramienta que detecta campos magnéticos en el cerebro, el corazón y los músculos. Estos campos bioenergéticos del ser humano pueden llegar a medir hasta quince pies a nuestro alrededor. Mi papá no lo llegó a ver, ¡pero hubiese celebrado su creación!

Todo este conocimiento sobre el magnetismo y cómo nos complementa me llevó a sumergirme completamente en el campo de la quiropráctica y el biomagnetismo. Mientras estaba en cuarto año en la escuela me inscribí en una clase de física avanzada. Mi último proyecto fue un escrito completamente en inglés titulado *Magnetism: It's Powers and Effects* (Magnetismo: sus poderes y efectos). Obtuve un perfecto en el grado, y mi papá estaba tan orgulloso que lo imprimió. «Esta es tu primera publicación, tu primer libro», decía. ¡Todavía me quedan copias! Mi maestro quedó tan impresionado que luego llevo la clase a visitar el laboratorio de papi y me empezaron a decir «Magnetita» de cariño. Magnetita guiaba el «magnetomóbil» y tenía una gran pasión por su visión del futuro —la terapia magnética.

A los diecisiete años me fui a Long Island, N.Y., para completar un grado en quiropráctica en la Universidad del Estado de Nueva York. Fue en ese entonces cuando logré ver otra de las charlas de mi papá en una convención del *Silva Mind Control,* igualmente increíble. Siempre traté de estar cerca de él, no solo porque era mi mentor, sino porque le tenía una tremenda admiración como científico y como persona.

Cuando estaba de receso durante mi segundo año de universidad, hice un viaje a Puerto Rico para visitar a mi familia. Mi papá me recogería en el aeropuerto, pero en vez de él me recibió mi sobrina con malas noticias. Me dijo que papi se había caído, que ya estaba en casa, pero que incluso tuvo que ir al hospital. Me enteré ese día a través de mi sobrina porque mi mamá tuvo miedo de decírmelo antes, porque no quería que me causara estrés durante el periodo de exámenes finales. Entendí el por qué de sus acciones, pero me dolió un poco estar en completo desconocimiento de su condición. Así de apegados eramos.

Ralph U. Sierra siempre fue un hombre muy persistente. Cuando se lastimó, se puso en contacto con Albert Roy Davis a través de cartas (¡que veremos más adelante!) y siguió andando como si no pasara nada. Pero claro, el tiempo no pasa en vano y a sus setenta y seis años necesitaba descansar un poco más. Ya en este momento teníamos conocimiento de sus padecimientos de la próstata. Yo pensaba que estaba bajo control, pero luego até cabos y entendí que, aunque estaba bajo control, **la constante exposición a la energía del polo sur positivo del imán con el que daba terapia terminó perjudicándolo.**

Cuando me transferí a la Universidad de Puerto Rico para terminar un semestre antes de empezar en la escuela de quiropráctica *New York Chiropractic College*, en Long Island, tuve la oportunidad de verlo una vez más en su laboratorio. Yo tenía diecinueve años, y él ya no estaba haciendo ajustes quiroprácticos, pero continuaba con su trabajo investigativo sobre el biomagnetismo. En otoño de ese mismo año empecé a estudiar quiropráctica. Un año después mi papá falleció. No me vio graduarme ni ejercer en el campo en donde con tanta dedicación y amor me había criado. Mi mamá sufrió mucho su partida, pues se tenían muchísimo amor. Cada vez que trataba de hablar de mi papá, colapsaba y necesitaba ir de inmediato al hospital. Continuamente entraba y salía de cuidado intensivo.

Un año después del fallecimiento de papi, ya practicaba terapia magnética en mi cuerpo usando todo el equipo magnético que me había dejado. Ese año, nuevamente estudiando en Nueva York, tuve un accidente de carro que me dejó con tremendo traumatismo cervical *(whiplash)*. Sané el dolor y el impacto a través de la terapia magnética que me daba yo misma y ajustes quiroprácticos que recibí en la clinica en Forest Hills.

En esta clínica, realicé una pasantía o *externship,* una experiencia práctica similar a un internado, pero más breve, ofrecida por instituciones educativas. Ahí aprendí sobre la kinesiología aplicada, lo cual me ayudó a aprender a «diagnosticar» a través de probar el músculo con movimientos y tacto. Eso aplicaba no solo a la subluxación vertebral, pero también a la polaridad que pudiese necesitar el paciente cuando fuera necesario y si se consideraba la condición una hiperactiva o poco activa. Esos doctores, el Dr. José Rodríguez y su socio, no solo atendieron mi cuello, sino que también aprendí muchísimo.

El internado lo hice en la clínica de la escuela de quiropráctica, en el campus de Glen Cove. Fui de las pocas estudiantes que hacía sus horas requeridas y voluntariamente acudió a otra clínica a seguir aprendiendo. Iba los viernes en las tardes y los sábados en la mañana.

Recuerdo que, aunque me sentía mejor, me daban migrañas, así que mi mamá viajó para traerme más imanes y poder tratar así los dolores de cabeza durante mis exámenes finales. ¡Me recuperé y pasé los exámenes!

Una vez terminado el proceso de pasantía e internado, y de vuelta en Puerto Rico, abrí una pequeña clínica en el mismo sitio donde papi tuvo la de él. Empecé ocupando la mitad de la terraza de mi mamá, pero con el tiempo terminé adueñándome de toda la terraza. De tres cuartos pasé a tener ocho. ¡Pero pagaba renta! Mi mamá me ayudaba a poner la terapia magnética, y eso la mantenía entretenida y distraída hasta que hablaba de mi papá de nuevo. Me hubiese encantado poder ejercer al lado de papi y continuar aprendiendo de él.

Empecé a ver pacientes y a dar tratamientos poniendo en práctica todos los años de conocimiento adquirido y heredado en relación a la terapia magnética. Aprecio mucho cómo la perspectiva de mi vida nutre mi carrera, porque nadie entiende a un paciente como alguien que también es paciente. Y no fui solo paciente, sino aprendiz del tema de toda la vida.

Mientras pasaba el tiempo y mi práctica se iba desenvolviendo, los medios de comunicación comenzaron a pedirme que hablara sobre los temas de quiropráctica y los beneficios de la terapia magnética. Fui muy vocal en radio, televisión y medios escritos sobre el tratamiento y todos los beneficios que tiene para la población en general. Después de todo, en ese momento era la primera y única mujer quiropráctica puertorriqueña. También, daba charlas y conferencias como invitada por instituciones como el PR Junior College, el Sistema Universitario Ana G. Méndez, la Universidad Interamericana y otras. Quería regar la voz lo más posible sobre lo maravilloso que es practicar adecuadamente las terapias magnéticas, al igual que mi padre lo hizo en sus tiempos.

Conocí a mi esposo cuando tenía ocho años de edad. Como les dije, él vivía dos casas más abajo. Aunque nos conocemos desde pequeños, no fue hasta el verano del 1982, el verano antes de que mi papá falleciera, que nos encontramos en la afinidad inmediata que todavía compartimos. Siempre ha sido mi mano derecha. Cuando empecé con la práctica en Puerto Rico, él fue quien puso a funcionar la oficina con su conocimiento en electrónica. Entre otras muchas cosas, instaló receptáculos y abanicos en la sala de espera para que los pacientes no se sofocaran.

Nuestro matrimonio fue, y es, uno feliz y de respeto mutuo. La familia creció y en cinco años procreamos tres hijos, Jorge Rafael, Adrián José y Alexandra Cecilia.

Me acompañaba a todas las convenciones y seminarios que tuviese que ir, y lo hacía con gusto. Luego, se empezó a involucrar en la práctica como tal y empezó a ayudarme durante las sesiones de terapia magnética. Tanto así, que terminó tomando un curso de asistente quiropráctico. Me daba mucha felicidad ver el entusiasmo que tenía con el campo y con lo que hacíamos. Con cada viaje, su interés y su amor por la labor crecía. No fue difícil motivarlo para que estudiara quiropráctica. Eventualmente, me hizo caso. Tan pronto terminó los prerrequisitos se fue a terminar su grado en el estado de Georgia. Yo estaba embarazada de nuestra última hija, Alexandra.

Mi esposo estaba en los Estados Unidos estudiando y yo, ya con Alexandra en casa, permanecí con nuestros tres niños en Puerto Rico. Durante ese tiempo, acepté un *fellowship* de investigación en quiropráctica pediátrica del *International Chiropractic Pediatric Association* con el Dr. Larry Webster. Webster es famoso por su técnica llamada la «técnica Webster», donde se acomoda al bebé durante el embarazo si este está sentado en vez de estar al revés. El *fellowship* consistía de diez clases, cada una de doce horas, por ocho semanas. Con tanto tiempo viajando, regularmente aprovechaba para ver a mi esposo y llevarle a Alexandra. La relación con nuestros hijos siempre ha sido una prioridad, y estas visitas permitían que él no se perdiera su crecimiento demasiado. Jorge y Adrián solo nos acompañaban si no tenían clases.

Me certifiqué en la técnica Webster y terminé siendo, nuevamente, la primera mujer puertorriqueña en tener ese título. Mi hija, Alexandra, también practica esta técnica en el campo de la quiropráctica, y ama su labor.

Un tiempo después, empecé a desarrollar túnel carpiano *(carpal tunnel)* por estar usando una posición poco favorable para mi cuerpo durante las docenas y docenas de ajustes quiroprácticos que di en mi carrera. Empecé a tratarme las muñecas con imanes en mi casa, pero sabía que tenía un problema grande en mis manos. Esto necesitaría tiempo para sanar, y de no cuidarme bien, podría afectar el futuro del tratamiento de los pacientes.

Durante este tiempo, mientras asistía a una convención de quiropráctica, vi en una tienda unos soportes (envolturas) para las muñecas. Al verlas se me ocurrió que podía parear ese soporte (envoltura) de apoyo con la polaridad correcta del imán en posición para dar tratamiento continuo y hasta remendar heridas a largo plazo. Pedí soportes para todo el cuerpo y comencé a hacer pruebas. Cuando puse el imán que estaba utilizando para tratar el dolor de la muñeca en el soporte y lo tuve puesto todo el día, vi que era un éxito. A este imán le llamo «dominó», y mide 1" por 2". Me aplicaba el campo magnético a diario y además recibía ajustes o manipulaciones a la coyuntura afectada. Así, pude continuar trabajando en lo que amo, sin dolor y sin ningún problema.

Pero, esa idea me llevó a otra idea: crear otras cosas con imanes para tratamiento. Ya mi papá, Ralph U. Sierra, lo había hecho en su práctica. Tenia soportes (envolturas) para distintas partes del cuerpo, y eran tan buenas que el Dr. Barton W. DuKett tituló su artículo en referencia al éxito de los paños *(pads)*, *Las bandas mágicas del Dr. Sierra*. El campo magnético estaba evolucionando, y el mercado tenía soportes magnéticos con los imanes ya integrados.

> Estos paños *(pads)* fueron mi inspiración y recurso para que los pacientes tuvieran acceso a su tratamiento magnético en casa. Entre todo el equipo que heredé de mi papá encontré la máquina de magnetizar, y el resto es historia.

Al principio mi mamá era quien las preparaba. Mientras aumentaban las órdenes, entrenamos a las asistentes y ellas se fueron haciendo cargo de la producción.

Los paños *(pads)* magnéticos de Sierra necesitaban un soporte para ser sujetadas al cuerpo. Empecé a investigar sobre estos accesorios para conocerlos y ver si estaban utilizando el polo norte negativo que se dirige al cuerpo. También quería verificar la fuerza o poder que emite el imán hacia el cuerpo y su gauss (la unidad de densidad de flujo magnético), ya que es una parte esencial para analizar la profundidad que va a ejercer en el área afectada.

Cuando empecé a experimentar con los soportes (envolturas), ordenaba productos magnéticos de Asia y Canadá para verificar su efectividad. Todavía tengo cajas de imanes incorrectos e imitaciones nefastas. Por eso, al principio de la producción de las bandas de imanes, siempre teníamos en mente que el polo norte negativo es el lado terapéutico para el cuerpo. Priorizamos ese lado, y de esta forma asegurábamos que los imanes estuvieran identificados correctamente y que fueran de buena calidad para lograr los resultados deseados. Siempre evaluamos cualquier accesorio magnético antes de utilizarlo.

Antes, como mi papá creaba los paños *(pads)* a mano, les decíamos «Las originales Sierra». A través de los años modifiqué la forma de crearlas y cambié las especificaciones originales. Por eso, hoy en día los paños *(pads)* son parte de la colección de imanes de la Dra. Sierra.

Con el tiempo conseguí una fábrica que podía preparar toda la joyería, tubos y soportes (envolturas) de rodillas, codos, manos y tobillos con los imanes apropiados en polaridad y fuerza. Son de igual potencia que los originales Sierra. Conseguí un delantal para los hombros que parecía un babero y es una maravilla. También hice mascarillas para la cara y los ojos y hasta un cepillo para el pelo.

Durante mi vida tuve otros momentos en los que la terapia magnética me ayudó a resolver situaciones causadas por la medicina convencional. Mis tres partos fueron por cesárea. En cada una de ellas tuve que recibir anestesia general, ya que no permitía ninguna aguja cerca de mi cordón espinal. Los estragos físicos causados por la combinación de la anestesia y el procedimiento invasivo de la operación no son pocos. Sin embargo, nuevamente la terapia magnética fue la clave para mi recuperación rápida y completa.

Otra ocasión en la que la terapia magnética fue mi aliada fue durante una caída que tuve esquiando. Me lastimé la rodilla tanto que me recomendaron una artroscopía. Desde el primer día de la lesión estuve usando constantemente el tubo magnético para la rodilla. Tuve una recuperación tan impresionante, que el ortopeda se quedó esperándome el día del procedimiento. En menos de tres meses mi rodilla estaba mucho mejor. Estoy 100% segura que se lo debo a mi consistencia con la terapia magnética.

Cuando mi esposo terminó su grado y volvió a la isla, movimos la clínica a un área más comercial. ¡Ahora eramos dos quiroprácticos! Pensé que esta movida me daría mas tiempo para estar con mis tres hijos, pero terminé mezclando todo. Mientras trabajaba en la clínica, tenía a los niños en artes marciales, clases de baile y deportes en general para mantenerlos activos. Fue un tiempo fantástico, sumamente activo y drenante, pero recompensante y especial. Pero, siempre hay algo que sufre aunque uno no lo quiera así. En este caso, tenía las manos tan llenas que no lograba encontrar el tiempo para retomar los estudios de Sierra y sus investigaciones del campo del biomagnetismo. Mi interés era continuar expandiendo el campo para llevar más alivio a los pacientes.

Aunque tenía muchas cosas que hacer, me encantaba estar con mis pacientes y verlos mejorar poco a poco. También adoro ser madre, y ver a mis hijos crecer fue hermoso. Sin embargo, y aunque me gustara todo, siempre terminamos olvidándonos a nosotros mismos en el ajetreo. No tenía tanto tiempo como antes, pero aun así pude mantenerme ejercitándome y en movimiento, siempre aprendiendo y creciendo.

En nuestra oficina, la Clínica Jarrot Sierra, logramos un sueño. Pude tener mi práctica, y aunque no la pude tener con mi papá, la abrí con alguien que la aprecia igual de mucho. En los televisores de la clínica se ven nuestras presentaciones informativas, pero también se ven fotos y vídeos de Sierra. La memoria de mi papá se cuela en todos lados.

Entre todas las cosas que nos enseñó, nos acostumbró a prestarle atención a nuestros sueños. Cuando abrimos la clínica, tuve un sueño en el que algo me decía que modificara el proceso de la terapia magnética. Sabiendo que la energía del polo norte negativo es la beneficial y que la del polo sur positivo es la que usualmente aumenta la enfermedad y estimula el desarrollo de esta, mi esposo y yo nos pusimos a trabajar.

Hicimos una mesa electromagnética con bobinas de cobre e imanes que permitía que toda la energía del polo norte negativo alcanzara al paciente, pero que toda la energía del sur cayera en el piso sin afectar a nadie. Mi opinión es que la condición de mi papá empeoró por su exposición constante al polo sur positivo. Pero en ese momento, siendo un proceso nuevo, no se había refinado todavía la práctica de tal manera. Estoy segura de que estaría orgulloso de saber que logramos esto, y que ahora ambos, tanto el quiropráctico como el paciente, obtienen resultados positivos de la terapia magnética.

En el 1998 fui vicepresidenta de la Asociación de Quiroprácticos de Puerto Rico y luego pasé a ser la presidenta. En el 2001 la Gobernadora Sila María Calderón me eligió para ser miembro de la Junta Examinadora de Quiroprácticos de Puerto Rico, la misma que papi formó en el 1952. El próximo gobernador, Aníbal Acevedo Vilá, me reeligió como presidenta. Las tres posiciones de la Junta Examinadora son electas por el gobernador. Estos tres miembros tienen como labor velar que el quiropráctico siga la ley y otorgar licencias para ejercer en Puerto Rico luego de una revalida positiva. Estuve siete años en esta posición. Me encantaba mi trabajo en todos los sentidos.

En el 2004 decidí vender oficialmente los productos que estaba trabajando con imanes, así que abrimos nuestra tienda, *Health Magnetic Store & More,* que todavía hoy sigue en el mercado. Yo compraba imanes y los calibraba a la necesidad del paciente. Nos encantaba tanto la localización de la tienda que terminamos moviendo la clínica al lado. Ese mismo año, mi hijo mayor se fue a estudiar quiropráctica a los Estados Unidos. En el proceso de crecimiento y expansión, de educación de nuestros hijos y de nuevos caminos, mi mamá falleció. Fue una mujer extremadamente cariñosa y amorosa, dedicada, trabajadora y de buenas rutinas. Se hacía ajustes y terapia magnética hasta el final con nosotros. Siempre llevo en mí su legado de autocuidado y de amor por su familia.

Mis hijos siguieron nuestros pasos. Los tres son quiroprácticos que se destacan en utilizar y recomendar el campo biomagnetico.

Yo me retiré de mi profesión antes de que ellos se graduaran. Es un sueño hecho realidad poder ver que mis hijos continuaron la profesión de su abuelo y padres. ¡Es un gozo y orgullo inmenso!

En cuanto a la clínica, con el tiempo me frustré. **Al final me cansé de que las aseguradoras y los planes médicos quisieran actuar como si supieran más de la profesión quiropráctica que el que la ejerce y se especializa durante toda su vida.** Ya hastiada de pelear con la burocracia y los procesos sin sentido, luego de veinticinco años de práctica me dediqué solamente a la tienda y a mi investigación sobre el biomagnetismo. Lo que no sabía era la limitación económica que esa movida traería, junto con la inesperada recesión que cubrió a los Estados Unidos y Puerto Rico por igual.

El cambio de trabajo me dio duro. Pasé de estar todo el día parada y activa, hablando con pacientes, haciendo conexiones y riéndome, a estar en una oficina sentada trabajando con papeles y computadoras, administrando los negocios. Mientras más pasaba el tiempo, me perdía un poquito más en la posición nueva. ¡Al menos estaba investigando y creando productos nuevos de salud, imanes y suplementos!

Un día en la oficina me cayó una caja en la cabeza. Me traté con los imanes y mejoré, pero tres semanas después, un día antes de irme de viaje, se me congeló el hombro. Mi hijo Jorge ya ejercía en ese momento y me dio terapia con láser, pero fue una sesión corta por la situación del viaje.

Sobre la terapia de láser —la terapia de láser frío es una forma de fototerapia o terapia de luz. El instrumento de láser frío produce un haz de luz roja que se aplica sobre el área lesionada para estimular la sanación. Cuando el tejido absorbe la luz del láser se desencadenan reacciones biológicas en las células, haciendo de este método de terapia el mejor para atacar una lesión repentina. La combinación del principio de la terapia de láser combinado con el principio del biomagnetismo acelera el proceso de sanación. Papi, en la ley del 1952, añadió la terapia de luz. Eso significa que por ley los quiroprácticos en la isla también pueden utilizar esta modalidad en sus clínicas.

Cuando me monté en el avión, mis manos se inflamaron. Durante toda la estadía, el frío me incapacitó casi por completo. Aún así, junto con los ajustes que me daba mi esposo y mi uso de imanes, el viaje fue bastante placentero. De vuelta en Puerto Rico decidí hacerme laboratorios para saber si me pasaba algo que yo no podía percibir a simple vista. Los resultados revelaron que tenía artritis reumatoide.

Ese mismo año que me diagnosticaron con artritis, fui a un seminario quiropráctico donde estaba JJ Virgin con su teoría de *Siete comidas para evitar, y cómo perder siete libras en siete días*. Yo había aumentado de peso un poco, así que empecé a hacer cambios en mi dieta. A través de la comida, de volver a lo que sabía que era bueno y eliminar ciertas cosas, volví poco a poco a recobrar mi rutina y mi estilo de vida.

Con el pasar del tiempo y mis nuevos hábitos alimenticios, me empecé a sentir mejor, pero aun así me encontraban nódulos reumatoides. El doctor, que era un quiropráctico dedicado a la nutrición, entendía que era a causa del estrés. En ese momento parar de trabajar no era una opción, pero esa era la recomendación consistente del doctor.

Antes de cambiar mis labores vivía sin dolor ni síntoma alguno. Tenía resultados excelentes en laboratorios de sangre, dormía bien, practicaba yoga a diario, me estiraba, podía agacharme y trabajar. No podía concebir que la razón por la que estaba pasando por esta incomodidad era el estrés. Todos pasamos por situaciones, claro, pero en mi caso nunca duraban mucho. El trabajo administrativo que estaba llevando a cabo era un poco pesado, pero lo contrarrestaba con todos los métodos y rutinas que he cultivado con el tiempo.

Mientras estaba trabajando administrativamente tenía mis prendas magnéticas puestas todo el tiempo, tomaba mis suplementos debidamente y comía bien. En la silla del escritorio tenía un imán en el que me sentaba y en el piso tenía imanes para descansar los pies. De noche dormía con paños *(pads)* y soportes (envolturas) magnéticos. En fin, hice todo lo que sabía que sería bueno para mí.

Amaba y amo mi trabajo, estaba contenta de poder ejercer mi pasión y poder levantarme todos los días a hacer lo que más me encanta hacer en la vida. No entendía cómo un doctor podía acusarme de estar estresada y tomarme un descanso de lo que más disfruto.

Esta situación me hizo profundizar. Empecé a tomar más tiempo para estar conmigo y disfrutar el momento. Empecé a dejar fluir las cosas y a no estar todo el tiempo pendiente de lo que me preocupaba. Pensé en qué es el estrés, y en esa introspección encontré la raíz de mi problema.

Cuando uno está estresado, el cuerpo automáticamente activa la respuesta de «lucha o huida» *(fight or flight)* porque siente una amenaza. Esto provoca una descarga de adrenalina y cortisol para que tu organismo pueda huir o utilizar sus opciones de defensa. Durante este proceso, el cuerpo se sale de la homeostasis y se desequilibra. Cuando ya el cuerpo no está en alerta, vuelve al equilibrio y la homeostasis. Dicen que no hay mal que dure 100 años, pero tampoco hay un cuerpo que aguante estar en ese nivel de alerta y emergencia durante un periodo tan prolongado. ¡Ahí encontré mi respuesta! Aunque no lo sintiera como lo imaginaba, estaba bajo mucho estrés.

Entender todo esto me ayudó a crear un nuevo equilibrio. Pasé por un proceso de adaptación que me invitaba a abrir los ojos y tomar consciencia de lo que mi cuerpo estaba pasando. Por eso es importante que no nos acostumbremos al desequilibrio. Una vez se normaliza, no parece ser tan malo hasta que algo en el cuerpo explota.

Trabajar y mejorar mi energía fue esencial para sobrepasar ese momento temporero de supervivencia. Comencé a buscar más información sobre la energía del cuerpo, esa electricidad que todos tenemos adentro. Presté atención a las ondas de la física cuántica, el campo invisible de luz e información.

Entendí que, a medida que las hormonas del estrés aumentaban, más extraían del campo invisible de energía interno y externo, y a pesar de que me sentía energética, mi energía disminuyó. Volví a conectar con las enseñanzas de mi papá fundamentadas en que «somos energía». Conecté con las enseñanzas del aura, los chakras y los campos magnéticos que están a nuestro alrededor. Estos son elementos que todo ser viviente posee. Hasta las plantas tienen su aura. Si no se atiende, ese campo invisible de luz del que están llenos los chakras y el aura se reduce continuamente.

Gracias a mi condición, reincorporé los estudios sobre la terapia electromagnética. Fue entonces cuando vi todos los magníficos libros dedicados al PEMF, y me impresionó mucho leer sobre las investigaciones y estudios publicados que hablan de los beneficios de la terapia magnética. Ya no era mi palabra y la de mi papá contra el mundo. Conseguí equipos que venían desde Alemania, Suiza, Canadá y Hungría.

La terapia de campos electromagnéticos pulsados, mejor conocida como terapia PEMF *(Pulsed Electro-Magnetic Fields)* se usa para mejorar la circulación y el metabolismo celular. Más adelante en el libro verás un capítulo entero dedicado a este tema. Hasta ahora tenemos métodos e información del PEMF de seis diferentes científicos, incluyendo a Sierra. Estudiar sus métodos es importante para recargar la célula y para ofrecerle sanación terapéutica a nuestros pacientes.

Toda mi investigación me llevó a hacer unos ajustes en mi rutina y en cómo hago mis sesiones. Ahora hago de quince a treinta minutos de terapia PEMF varias veces al día, mínimo una hora al día. Lo hago hasta cuando estoy de viaje.

Para mí, la clave es utilizar mis equipos de cuerpo completo, tamaño silla y de media espalda. A eso le integré las meditaciones diarias que hacía cuando era mucho más joven. Me encargué de dejar el sedentarismo y no he dado vuelta atrás. Siempre que puedo me muevo caminando, en el mar, y principalmente a través del Qi-gong diario.

Duermo temprano, como saludable y nutritivamente y mi corazón vive lleno de alegría y agradecimiento. Y fue así que logré recuperar mi energía y la pasión por crear y aprender. Gracias a ese régimen y cambio es que hoy puedes leer este libro.

*¡Somos, y siempre seremos, energía!*

# La historia de
# Sierra y Davis

El Dr. Ralph U. Sierra fue alumno de Albert Roy Davis en 1967. Sierra se empezó a comunicar con Davis una vez lo diagnosticaron con la enfermedad de Ménière, y luego con una inflamación en la próstata para la cual no se sometió a cirugía. Davis ayudó a mi padre a mejorar a través de la ciencia y la terapia biomagnética, la cual se popularizó en Puerto Rico y Estados Unidos una vez Sierra mostró mejoría. La terapia biomagnética se empezó a ver en prácticas médicas y quiroprácticas más a menudo.

Este capítulo está dedicado a la relación y comunicaciones entre estos dos grandes visionarios, al igual que a su mutuo entendimiento del biomagnetismo, la ciencia y todo lo que puede hacer posible en el cuerpo humano.

## Sus vidas
### Quién es Ralph U. Sierra

El Dr. Ralph U. Sierra nació el 6 de diciembre del 1904, en San Juan, Puerto Rico. Siempre interesado en la naturaleza del cuerpo y de lo que nuestra humanidad es capaz, obtuvo su grado en cirugía menor en el 1922 y se fue a Brooklyn, Nueva York, en el 1924 para continuar sus estudios. En el 1927 se graduó del *Chicago Engineering Institute* como Ingeniero de Electricidad Aplicada y obtuvo además un bachillerato del *Eastern College* de Virginia. Cuando vivió la Gran Depresión y se vio sin trabajo, decidió enfocar su carrera en la terapia física.

En el 1932 estudió terapia física y masaje en el *National College* de Chicago. Una vez terminó esos estudios, regresó a Nueva York, donde trabajó como terapista físico en el *Bellevue and Kings County Hospital* por más de catorce años. Luego, estudió quiropráctica en *Atlantic States,* y fue instructor invitado en el *Columbia Institute of Chiropractic* en Nueva York. Eventualmente, fue quiropráctico licenciado para practicar en Nevada, Wyoming, Maryland y Puerto Rico.

> **En el 1948 el Dr. Sierra trajo el concepto de la quiropráctica a Puerto Rico, la cual se legalizó formalmente en el 1952. La suya fue la primera licencia autorizada a practicar en la isla.**

Dr. Sierra es la persona responsable de impulsar la creación de la ley que forma la Junta Examinadora de Quiroprácticos. Gracias a él todos los quiroprácticos de la isla se pueden licenciar bajo esta ley.

Siempre estuvo envuelto en estudios e investigaciones de tuberculosis, poliomielitis (polio) y parálisis infantil. Desde el 1950, el Dr. Ralph U. Sierra estableció su práctica quiropráctica, además de ejercer en la medicina deportiva y como nutricionista.

El Dr. Sierra fue el presidente del Hospital Pediátrico de Niños Mentalmente Incapacitados, fue parte del *32 Degree Mason Shriners Club, Lions Club, Master Key* y *Elks,* fue el director caribeño del *Miss World Queen of Posture & Physical Fitness,* ministro espiritual, autor de tres libros e investigador general de ciencia y biomagnética. Fue miembro de la Asociación Americana del Avance de la Ciencia, la Federación Unida de la Ciencia y fue aceptado en la Academia de Ciencias de Nueva York. ¡Todavía conservo la carta de aceptación!

El Dr. Sierra dio cientos de conferencias en los Estados Unidos, Canadá, América Central y el Caribe. Él dio su tiempo y esfuerzo libremente para ilustrar a científicos de lugares lejanos como Japón, Rusia, India, Francia, Canadá, Sudamérica y Estados Unidos, quienes visitaron su laboratorio y compartieron correspondencia. La correspondencia incluyó cartas de Trinidad & Tobago, Dinamarca, África del Sur, Inglaterra, Filipinas, Nepal, Venezuela, Colombia y Quebec, Canadá, dónde ofreció una charla.

En el 1964 empezó a tener mareos debilitantes, tanto así que interferían con su práctica. Visitó múltiples especialistas en Estados Unidos y Puerto Rico, pero nadie daba con lo que le pasaba.

## Quién es Albert Roy Davis

El investigador Albert Roy Davis, Ph.D. es un científico nacido en Halifax, Nueva Escocia. Fundó el Laboratorio de Investigación Albert Roy Davis en Green Cove Springs, Florida, en 1936, dedicado a la investigación y el desarrollo de los efectos magnéticos en sistemas orgánicos y no orgánicos. Inicialmente, descubrió las dos energías separadas del magnetismo. En 1959 introdujo la ciencia del biomagnetismo (aplicaciones electromagnéticas) para controlar y aliviar enfermedades y dolencias en India.

Davis fue instrumental en el establecimiento y formación de médicos y científicos en West Bengal, India. Uno de ellos fue el Dr. A. K. Bhattacharya, D.C., Ph. D. Es por esto que cuando Sierra le escribió a Bhattacharya en el 1967, éste lo refirió a Davis para la terapia biomagnética, ya que Florida está más cerca de Puerto Rico que la India. Davis y Sierra conectaron gracias a este referencia, y su unión ayudó a que la ciencia del biomagnetismo fuera conocida en muchas otras partes del mundo.

Durante sus estudios en la Universidad de Florida en 1936, Davis notó que, una vez expuestos al sistema biológico humano y animal, los polos norte negativos y sur positivos tienen diferentes resultados. No solo vio los beneficios de los imanes, sino que también descubrió que el planeta en el que vivimos es un imán gigante con polos divididos, norte y sur, y que ambas orientaciones tienen diferentes efectos en la materia viva e inerte *(The Magnetic Blueprint of Life* by Davis, Albert Roy, n.d.).

Con todo este descubrimiento, Davis encontró que los imanes podían utilizarse para minimizar y eliminar células cancerosas en animales, y que se podían también utilizar como tratamiento para la artritis, glaucoma, infertilidad y enfermedades relacionadas con el envejecimiento. **Concluyó que el polo norte negativo en el imán tiene un efecto beneficioso, mientras que el polo sur positivo del imán tenía un efecto estresante.**

# El junte de Sierra y Davis

Fue entonces, en los 1960, cuando el Dr. Ralph U. Sierra se empezó a comunicar con Albert Roy Davis, a sugerencia del Dr. A.K. Bhattacharya. Sierra, entusiasmado con los resultados positivos de los tratamientos que le recomendaba Davis, participó proactivamente en investigaciones biomagnéticas, buscando aliviar sus condiciones personales y ayudando a Davis en su continuo descubrimiento.

Luego de comprobar en primera persona los beneficios de la biomagnética y la terapia magnética, Sierra trajo la biomagnética a Puerto Rico en el 1967. No tardó mucho en construir su propio laboratorio en el 1969, el *Puerto Rico Scientific Research Laboratory,* en el cual continuó colaborando con Davis. Sierra se convirtió en uno de los expertos en el biomagnetismo y dio charlas compartiendo sus descubrimientos sobre el uso de imanes para la salud de todos. Así, miles de pacientes en Puerto Rico, los Estados Unidos, México, Canadá, España, India y Sudamérica se vieron beneficiados.

El Dr. Sierra estuvo activo en investigaciones clínicas relacionadas con el biomagnetismo, y ayudaba a difundir el conocimiento de la energía magnética del norte y el sur en Estados Unidos y América Latina a lo largo de los años 70 y principios de los 80. Durante este tiempo, el Dr. Sierra recopiló mucha data sobre el uso del campo magnético negativo como terapia para diversas condiciones de salud como la artritis, condiciones musculoesqueléticas y beneficios para pacientes con cáncer. Desarrolló los paños *(pads)* magnéticos para el cuello, rodillas y espalda. Creó su propia bobina magnética y lo que hoy sería un tipo de terapia electromagnética. (Con este equipo fue que creamos la mesa electromagnética inversa, con el polo sur positivo hacia el piso.)

Miles de personas recibieron a los beneficios de la terapia biomagnética, y cabe destacar que varios deportistas contemporáneos con Sierra y su vanguardia experimentaron alivio con dichas terapias. Dr. Sierra también escribió y publicó los libros *Energía magnética o biomagnetismo* y *Power in a Magnet,* dos fuentes de información distintas pero esenciales.

Un día, a sus setenta y cinco años, el Dr. Sierra se subió a un árbol de mangó para magnetizarlo con un clavo de acero. Una vez terminó de martillar, al tratar de bajarse, se cayó al piso de espalda. No tuvo fracturas, pero su condición de la próstata, que había desaparecido por más de quince años, despertó peor que nunca. Tampoco ayudaba que, al dar terapia magnética, él recibía energía del polo sur positivo. Aún estando enfermo continuó atendiendo a sus pacientes y siguió viajando a Sudamérica, República Dominicana y Estados Unidos para dar conferencias. Como dato curioso, el árbol de mangó dio cientos de mangós dulces.

Aunque Albert Roy Davis es la razón por la que tenemos la biomagnética hoy, Ralph U. Sierra también dedicó su vida al biomagnetismo, a regar la voz, a aprender más sobre los polos y las energías magnéticas que estos emiten, a experimentar, indagar y presentar un método que se puede utilizar fácilmente. Ese método, con el tiempo, se ha ido perfeccionando para aprovechar mejor los recursos que esta ciencia nos provee.

# Descubrimientos

*Toda esta sección está escrita desde el punto de vista del*
*Dr. Ralph U. Sierra.*

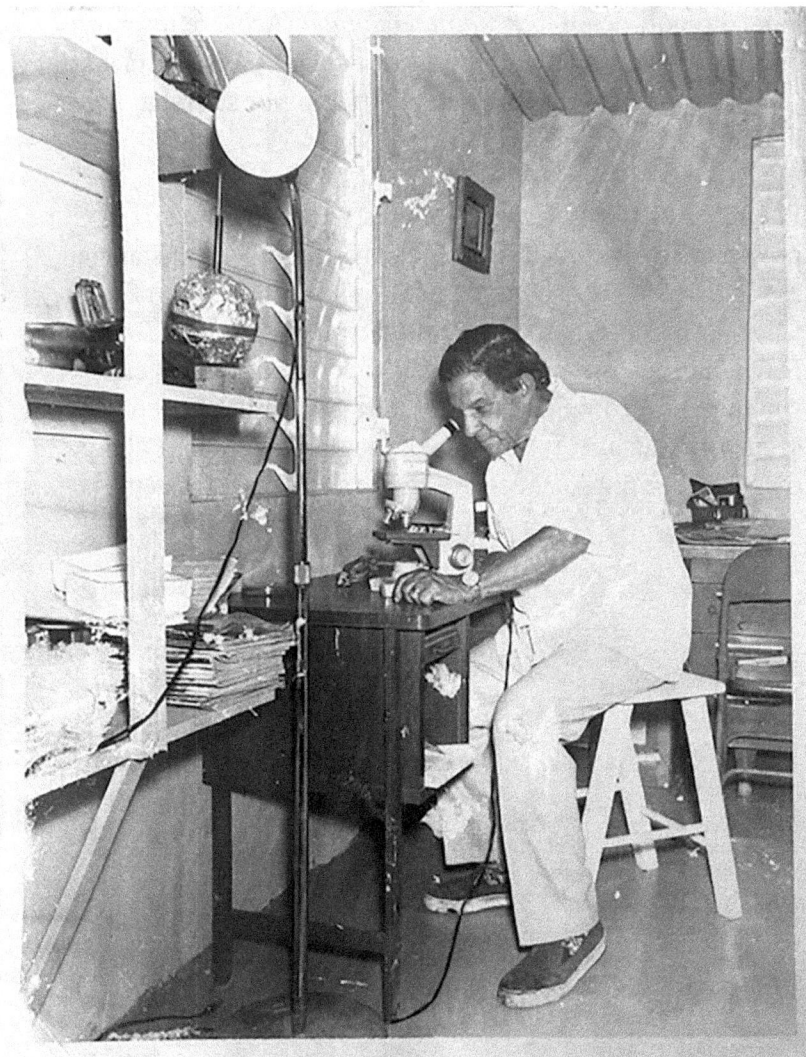

Esta condición [vértigo] empeora con el paso del tiempo. No había ayuda médica posible y, después de consultar a casi todos los otorrinolaringólogos, tanto aquí como en el extranjero, acudí a varios osteópatas y quiroprácticos y, por último, a un sanador psíquico, pero todo fue en vano. La afección empeoró tanto que un día le supliqué a un amigo neurocirujano que me pusiera una inyección o hiciera lo que pudiera hacer con el nervio vestibular. Cuando se negó, supe que tendría que seguir sufriendo.

En 1967 leí un artículo de Joseph Goodavage en la revista Fate, titulado *El hombre, animal biomagnético*. Me impresionó mucho e inmediatamente escribí al Dr. A. K. Bhattacharya de la India, mencionado en el artículo por su trabajo con imanes.

El Dr. Bhattacharya me respondió a vuelta de correo, expresando su deseo de ayudarme pero, debido a la distancia, me sugirió que consultara al Dr. Roy Albert Davis en Green Cove Spring, Florida. Fue bueno recibir noticias del Dr. Davis, aunque me contestó: «Soy investigador y mis experimentos son con plantas y animales, sin embargo, estoy seguro de que puedo ayudarle. Le sugiero que pase unos días aquí conmigo. Puedo enseñarle a ayudar a los demás».

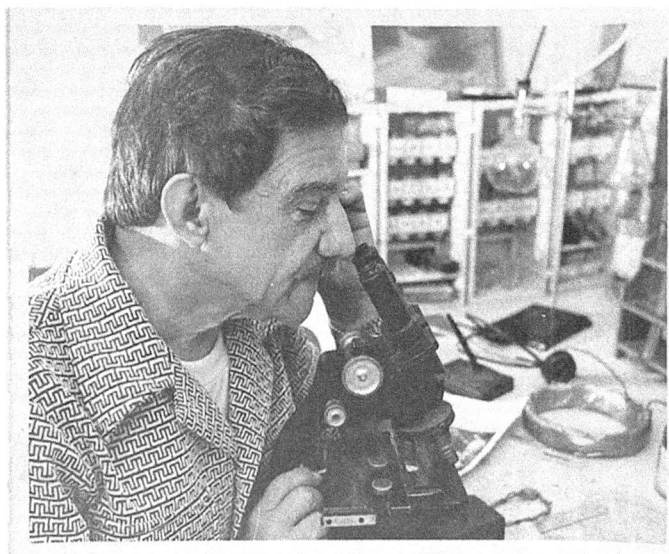

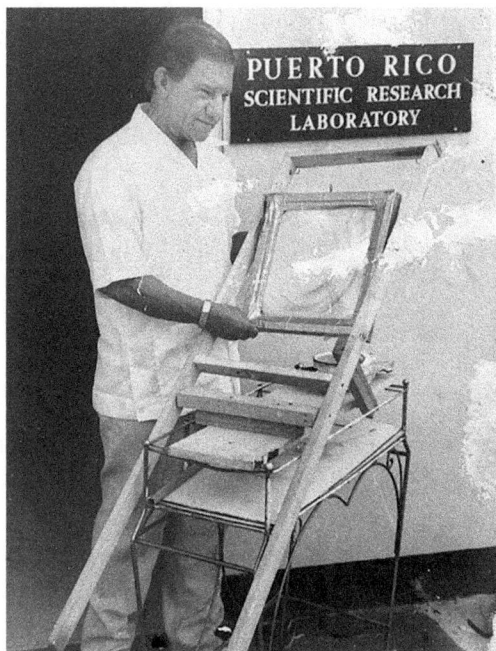

En aquel momento estaba atravesando una de las peores crisis que había vivido nunca. El vértigo era casi constante, y sentía la nuca y la cabeza casi entumecidas. Tenía miedo de viajar solo, así que invité a un amigo médico, el Dr. Avilés, que estaba interesado en este campo, a que me acompañara. Llegamos a Green Cove temprano por la mañana. El Dr. Davis sugirió que fuéramos a un hotel para registrarnos, pero yo le dije: «Deje que el doctor Avilés nos registre a los dos para ver qué puede hacer por mí. Me siento muy mareado».

«Pase», me dijo. Después de tomarme una muestra de saliva y orina, me dijo: «Hombre, estás lleno de ácido». Luego me colocó un audífono magnético en el oído y me mostró un vaso de agua en el que había puesto una cucharadita rasa de bicarbonato de soda. Luego me mostró un palito magnético, lo introdujo en el vaso y empezó a agitar el agua hacia la izquierda, en sentido contrario a las agujas del reloj, y dijo: «La energía magnética del norte se mueve hacia la izquierda».

Esto me sonaba a chino y lo único que pensé fue, «Dios mío, vine desde tan lejos para escuchar y conocer a un científico loco. Después de ver a tantos grandes doctores, ¿cómo puede este hombre ayudarme con esta tonta teoría?».

Revolvió el agua y me la dio con la instrucción de que la bebiera, y así lo hice. El auricular me producía unos ruidos en el oído medio que nunca antes había sentido. Aunque parezca mentira, cuando el doctor Avilés volvió del hotel mi cabeza estaba mejor.

Entonces empezó a enseñarnos a los dos. El Dr. Avilés tiene maestrías y un doctorado en electrónica e ingeniería eléctrica, así que entendía más que yo en ese momento. Roy, como le llamo hoy, es un auténtico profesor. Disfruta enseñar y su laboratorio siempre está lleno de científicos y profesores de muchas universidades. Los cinco días que pasé allí fueron suficientes para cambiar mi vida positivamente.

Aprendimos muchas cosas que se enseñan mal en muchos institutos y universidades. Me asombró ver cómo medía la potencia de un imán, cómo detectaba la polaridad correcta y, sobre todo, que un imán tiene un punto positivo, uno negativo y uno neutro. Hizo hincapié en que existen dos formas de energía, y no son homogéneas como dicen la mayoría de los científicos. Nos mostró sus diferentes efectos en los sistemas biológicos. Cubrimos un año de trabajo universitario en una semana. Para entonces, incluso disfrutaba de la tarta de manzana, que era el alimento que me provocaba los peores ataques de vértigo.

Fue un alivio tan grande que volví a casa lleno de entusiasmo, con unos cuantos libros y apuntes y media docena de cilindros magnéticos, una docena de varillas magnéticas para polarizar el agua y dos placas magnéticas, una 2" x 6" y otra 2" x 3". Este fue el comienzo de mi laboratorio. Un amigo médico tenía dos grandes ratas blancas. Eran bastante viejas y quería deshacerse de ellas antes de que se le murieran. Me encantó experimentar con ellas. Apliqué ambos polos, norte y sur, fuera de la jaula. En una semana estaban tan animadas que apenas se podía creer que fueran las mismas ratas que me había regalado mi amigo. Había probado con dos imanes de herradura *(horseshoe magnets)* enfrentados con el norte hacia el sur y viceversa.

Luego, compré algunos ratones y utilicé solo norte en un grupo y solo sur en el otro, y un tercer grupo no tenía magnetismo. Aquí están las fotos. Los que estaban en el campo magnético norte se pusieron muy delgados y vivaces mientras que los del polo sur se pusieron gordos y perezosos. Al comparar ambos grupos con el de control, eran fáciles de distinguir. Un día, coloqué los imanes muy cerca de los ratones y se quedaron dormidos. Pensé que estaban hipnotizados. Saqué a todos menos a uno de la jaula y el que quedó en el campo magnético sur murió. Repetí el experimento y el ratón murió en menos de media hora, lo que me llevó a la conclusión de que un fuerte circuito cercano a la energía sur es peligroso. Después de este experimento, llegué a la conclusión de que tengo que tener cuidado al utilizar la energía del polo sur.

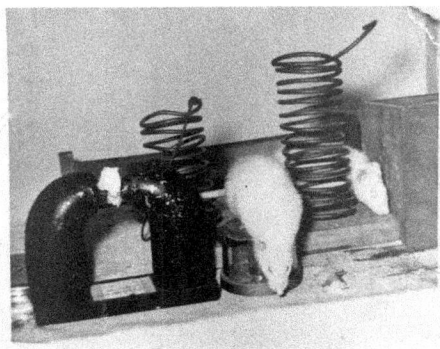

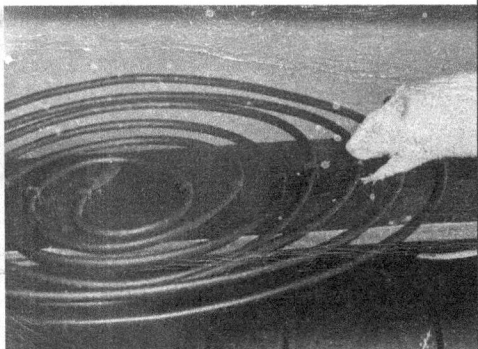

Luego de seis meses regresé a Green Cove Spring, donde me encontré con científicos, médicos, ingenieros y un distinguido oceanógrafo. Todos intercambiamos ideas y resultados. Parecían impresionados con mis hallazgos, y el doctor Davis confirmó la muerte de las ratas expuestas a la energía magnética del sur mientras todos estábamos allí.

Alguien del Departamento de Agricultura del estado de Florida estaba presente y nos ofreció data sobre el suelo tratado por el doctor Davis con agua polarizada regada una o dos veces al día. El aumento de calcio, magnesio y otros elementos era muy notable.

Cuando volví a casa luego de mi segunda visita, puse en marcha mi jardín magnético y empecé a aceptar pacientes artríticos, con bursitis, pacientes reumatoides y todo tipo de pacientes neurológicos. Muchos mostraron una mejoría gradual, pero era difícil lograr que los pacientes mantuvieran el tratamiento en su casa. Sin embargo, esto no me desanimó, porque los que estaban convencidos siguieron mis instrucciones y se lograron muchas curaciones.

En 1969 fui a una reunión en San Diego, California. Para ese tiempo tenia pocos casos que reportar, pero entonces alguien escribió un artículo sobre una historia que publiqué sobre una mujer con sangrado debido a cáncer uterino. En esa publicación conté cómo, gracias a los tratamientos magnéticos, su sangrado vaginal cesó e incluso volvió a trabajar. Empecé a recibir cartas de todo el mundo de personas que leyeron el artículo. Llegaron cartas de Alemania, Hungría, Inglaterra, Canadá, Australia y muchos otros países, todas pidiéndome consejo. Pero, el mayor placer vino por la visita del doctor Kenneth McLean, ginecólogo y especialista en cáncer también mencionado en el artículo.

El Dr. McLean originalmente vino a quedarse unos tres días, y terminó quedándose una semana entera. Discutimos el magnetismo, y fue ahí cuando desarrolló su famosa frase,

«el cáncer no puede existir en un alto campo magnético».
Al regresar a Nueva York instaló un laboratorio en su
oficina, donde pudo comprobar la veracidad de su frase en
numerosas ocasiones.

El 1972 fue un año glorioso para el laboratorio de investigación científica de Puerto Rico, donde la Dra. Justa Smith, junto a un biólogo y un grupo de científicos japoneses,
nos visitaron para ver el laboratorio y su jardín magnético.

Todos estos científicos de alto nivel estaban familiarizados
con el valor de la energía magnética. Justa Smith, doctora en filosofía (Ph.D.) en Nueva York, había demostrado
que los campos magnéticos fuertes afectan la reactividad
de ciertas enzimas en el cuerpo humano (Cook & Smith,
1964). El grupo japonés era muy interesante. Se componía
de dos médicos, dos ingenieros, un físico, una bióloga y
su intérprete. Uno de los médicos fue el Dr. Kyoki Nakagawa, quien más tarde, en 1976, presentó la tesis en la *3ra
Conferencia sobre los campos magnéticos y los cuerpos vivos,*
celebrada en Tokio, llamada *El síndrome de deficiencia del
campo magnético* (Nakagawa, 1976). Ese estudio japonés
comenzó en 1958.

# 1970 – El agua y los imanes

*Aquí todavía estamos leyendo las palabras del Dr. Sierra
en su propia voz.*

La fibrosis hepática se forma cuando el hígado sufre daño
una y otra vez. Después de una lesión, incluso si es fuerte
(como en la hepatitis aguda), el hígado por lo general se
arregla solo, creando nuevas células hepáticas y uniéndo-
las a la red de tejido conectivo interno que queda cuando
mueren las células hepáticas. Pero si el daño se repite o es
constante, como en la hepatitis crónica, las células hepáticas
intentan repararse. Eso termina creando tejido cicatricial,

o sea, fibrosis. La fibrosis se desarrolla más rápido cuando la razón es una obstrucción de las vías biliares. Esto puede causar la apariencia de una coloración amarillenta en la piel.

He observado que si se suspende un imán de 300 gauss con un diámetro de 5/8 de pulgada y un largo de 1/2 a 3/4 de pulgada en el agua durante un minuto, este disuelve el calcio escamoso lenta pero seguramente. Este también parece ser el caso utilizando el imán cilíndrico de 5/8" de diámetro por 3" de largo, 1,000 gauss, suspendido en un vaso de 16 onzas de agua durante un minuto, la cual se ingiere dos veces al día.

Parecería entonces que esto también podría actuar para reducir el endurecimiento o fibrosis del hígado.

# La figura ocho

La figura ocho representa la unión de las energías positivas y negativas en la naturaleza. Es una figura tan prominente, que los factores de ADN y ARN que conforman nuestros sistemas de vida también adoptan la forma de un ocho. La energía positiva de la naturaleza gira hacia la derecha, mientras que la energía negativa gira hacia la izquierda. Estas energías se combinan en la naturaleza de forma consistente, siempre en movimiento y nunca en reposo. Es crucial emplear adecuadamente las energías de la naturaleza para lograr los resultados deseados, ya que su uso inadecuado puede conducir a resultados indeseables. El magnetismo y la electricidad siempre coexisten.

**El magnetismo del polo norte negativo gira en sentido contrario a las agujas del reloj, mientras que el magnetismo del polo sur positivo lo hace en sentido de las agujas del reloj.** Es común encontrar información sobre este giro o vórtice de estas energías en literatura científica. Es importante destacar un dato que nunca se incluye —fue Albert Roy Davis quien lo descubrió primero y Sierra quien lo confirmó. Aunque a lo largo de la historia se le ha dedicado un capítulo especial a Ralph U. Sierra y Albert Roy Davis en el desarrollo del cuerpo electro vibratorio, es importante reconocer que no reciben el reconocimiento merecido por parte de la comunidad científica.

Davis observó cómo el magnetismo fluye adentro y alrededor del imán en forma de figura «8». El método desarrollado por Michael Faraday en 1852 para mostrar las «líneas de fuerza» (que luego Davis confirmaría realmente como cables de fuerza) alrededor de un imán es incorrecto. Faraday utilizó un trozo de papel plano, le colocó limaduras de hierro encima y puso un imán debajo del papel para mostrar estas líneas de fuerza. La verdad es que cuando cada partícula de acero o limadura de hierro se coloca en el campo del imán, se magnetiza temporalmente, convirtiéndose en un imán en sí misma. Entonces, como cada partícula se atrae y se repele, la demostración presenta un concepto erróneo.

Sierra ideó una demostración más sencilla para visualizar estos cables de fuerza con un experimento que se puede llevar a cabo en cualquier salón de clases usando un recipiente lleno de agua y ferrita de bario (BaFe). Al agitar el agua con un imán, las partículas suspendidas forman la figura del ocho que representa las energías magnéticas.

En detalle, la técnica implica el uso de un recipiente de cristal transparente y grande lleno de agua. Agrega polvo de ferrita y coloca un imán cilíndrico o una barra larga unida a un mango no magnético. Introduce el polvo de ferrita (también conocido como ferrita de bario) en el agua y mezcla vigorosamente utilizando el imán y el mango para suspender las partículas. Una vez se ha agitado lo suficiente, la agitación se detiene colocando el imán en posición vertical y en el centro del recipiente. Esto permite que las partículas se alineen y revelen la figura en forma del número 8 generada por las energías magnéticas.

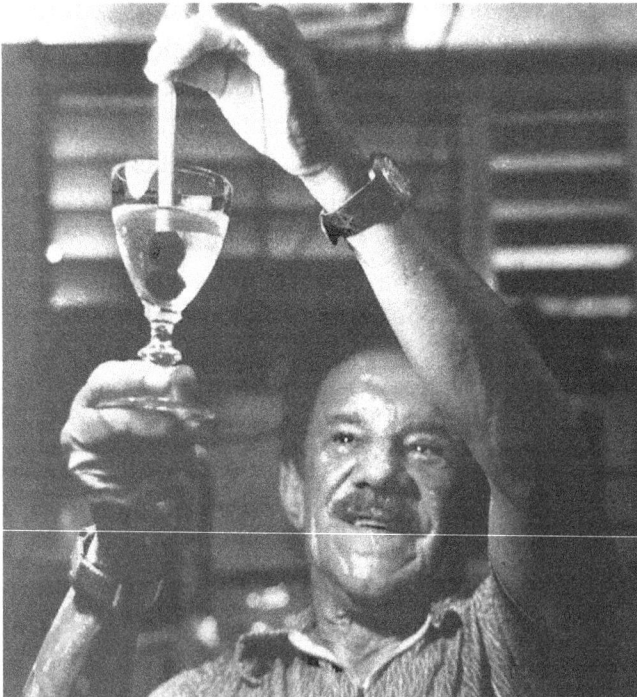

# Cartas

*Estos son fragmentos y extractos de algunas cartas guardadas por el Dr. Ralph U. Sierra, de las cuales yo, su hija, soy custodia.*

**3 de julio de 1970**
*De parte de Davis, sobre sus comentarios a Prensa Asociada (Associated Press)*

> «Prensa Asociada me pidió que diera una historia de fondo sobre mi investigación en biomagnética. Su nombre figuraba en primer lugar como un buen científico que había contribuido a demostrar, mediante su trabajo de investigación, que esta ciencia tiene mucho que ofrecer a toda la humanidad. La historia debería aparecer en todos los periódicos importantes, de una vez, búsquela por favor. Usted debe ser recompensado por todo su buen trabajo y ayuda. He mencionado brevemente el trabajo del Dr. Bhattacharya en la India.»

**13 de noviembre de 1970**
*Carta sobre la prueba con ratones*

> «Correcto en su prueba con ratones —debe tener unos pocos en el polo norte, unos pocos en el polo sur, unos pocos sin polo como control, y unos pocos con el imán de herradura (polos duales). Esto mostrará sin duda el comportamiento que presentan en la vida, como la de las personas nacidas y criadas al sur del ecuador magnético y al norte del ecuador magnético. Vivirán y se comportarán como las personas que viven en esta ubicación geográfica terrestre global.

Las madres de los bebés nacidos en el campo sur no tienen dolores antes del nacimiento, pero las madres que dan a luz a sus bebés en el norte son muy sensibles a los cambios de luz y ruidos, tienen dolores antes del nacimiento y partos difíciles.

Discutí esto extensamente en mi primer manuscrito sobre bio-magnetismo, que usted tiene. Lea otra vez esa parte también, sobre los pollitos bebés que van al imán de herradura por periodos de tiempo mientras aun están mojados del huevo, como buscando calor y fuerza de la madre gallina.»

*2 de mayo de 1972*

Invitaciones para la conferencia de noviembre en el laboratorio Davis, enviadas a médicos japoneses.

*6 de mayo de 1972*

Davis menciona su caso de enfermedad de la piel y cómo la controló usando los campos magnéticos.

*29 de mayo de 1972*

Respuesta de Kyochi Nakagawa confirmando su visita.

*5 de junio de 1972*

«Los imanes en sí no son radiactivos, pero la energía que desprenden todos los imanes actúa de la misma manera que una pequeña cantidad de bajo rendimiento de cobalto, rayos X o rayos gamma. Davis estaba trabajando en romper la frecuencia exacta de nuestros imanes, el magnetismo.»

*14 de octubre 1972*

«No se puede hacer nada en fases avanzadas de insuficiencia hepática. Polo norte, N-1, 2" x 6", treinta minutos por la mañana y por la noche sobre el hígado en ubicaciones generales. Los riñones también actúan para ayudar cada tres días, y he visto que se recupera. Recuerde, verde a verde-amarillo a amarillo intenso son las etapas que se pueden apreciar simplemente mirando a los ojos del paciente de investigación. Es importante que revise los ojos, que son las ventanas del cuerpo y el alma.»

### 9 de noviembre de 1972

«Sabemos que el polo norte disuelve y atrae agua al sistema de flujo capilar. Esto actúa para reducir la dureza del estómago, que era causada por gas y agua cancerígena, fluidos que encontramos en tantos casos de cánceres internos. El agua en el cuerpo del sujeto seguirá el polo norte del imán 2" x 6", recuerda esto siempre.

Los médicos y los hospitales intentan insertar una aguja larga y grande en el cuerpo para bombear e intentar extraer los fluidos. Esto no funciona, y en muchos casos los pacientes mueren. El agua es presionada dentro de las células capilares, ¡no puede ser bombeada!»

### 28 de septiembre de 1979

«Sin tumor de cálculos biliares. Agua polarizada con el polo norte e imán en polo norte por treinta minutos dos veces al día, exactamente sobre el lugar de la vesícula biliar.»

### 6 de diciembre de 1979

«Durante los años investigando los efectos de los campos magnéticos aplicados al agua, únicamente hemos probado que cuando el agua es tratada con las energías de un imán, ya sean electro-imanes AC o imanes permanentes de estado sólido, el agua misma se altera y los efectos se notan cuando esta agua se le suministra a animales grandes y pequeños bajo condiciones controladas de laboratorio.

Hemos demostrado que cuando se aplica magnetismo al agua, se altera la dureza y los porcentajes de minerales blandos en el agua expuesta. Hace unos siete años, mientras usted nos asistía aquí en nuestro laboratorio, nos reunimos con representantes de la empresa de licencias de patentes de la universidad MIT que analizaron el agua. Era entonces como resultado de esta prueba que apoyamos el hecho de que los campos magnéticos aplicados al agua impura corriente [...] *limpian hasta el 95% de sus impurezas.*»

*Marzo de 1980*

El Dr. Ralph U. Sierra fue a Egipto y midió la fuerza magnética de las pirámides.

*Agosto-septiembre de 1980*

El Dr. Ralph U. Sierra sufre la caída de un árbol.

*14 de septiembre de 1980*
*Sierra le escribe a Davis*

«Odio darte malas noticias, pero viajan rápido. Me caí de un árbol de ocho pies de altura mientras recogía mangós —el suelo estaba mojado y duro y no sentí dolor. Al día siguiente levanté algo pesado y no pude enderezarme. Estaba casi totalmente paralizado. Me llevaron al hospital para hacerme radiografías, me pusieron en una camilla y me giraron. Lloré desconsoladamente, con un dolor que nunca antes había sentido. Luego me tumbaron en una cama sin energía alguna, con un dolor punzante desde la parte superior de la cabeza hasta la planta de los pies. Hasta los dedos de los pies.

Cuando tuve cáncer de próstata en el 1939 los médicos me dieron tres años de vida. Luché contra la radiación y la quimioterapia, ya que sería una deshonra para mi investigación aceptarlas después de mi trabajo advirtiendo a otros contra su uso. Durante mis viajes y conferencias en todo el mundo, he enseñado la ciencia de la biomagnética, que es responsable de mi entrada a esta importante biológica natural, la curación de la ciencia de investigación.

Estoy en casa, con mi hermosa esposa e hija. Ellas me están alimentando y cuidando. Por favor, envía oraciones y ayuda en este grave y muy serio asunto. Tu ayuda, oraciones y el amor también son necesarios en este período de tiempo. Tu amigo siempre, Ralph.»

*18 de septiembre de 1980*
*Respuesta de Davis*

«Es con profundo pesar que recibimos su carta y la noticia de que que tuvo una mala y paralizante caída. Lo primero que veo en su caso es restaurar naturalmente su capacidad de moverse y caminar de nuevo. Como resultado de muchos casos que he investigado aquí, para ayudar a través de la investigación biomagnética y para posiblemente restaurar la fuerza y el uso de sus piernas, le ofrezco un consejo.

Haga que la Sra. Sierra y su maravillosa y dedicada hija coloquen dos imanes tipo N-1 uno al lado del otro. Péguelos en la planta de su pie, necesitará cuatro imanes, cuarenta y cinco minutos por la mañana y cuarenta y cinco minutos por la noche. Los efectos que he visto aquí van desde caídas de escaleras, árboles y sillas. Con esta investigación la espalda, caderas, piernas y la fuerza física general se ha restaurado en unos tres a cuatro días.

A continuación, recibirá los campos del norte y del sur en la parte inferior de cada pie. Estoy adjuntando un dibujo gráfico de la corrección de la columna vertebral y la fractura ósea de los últimos informes de investigación también. Por favor, tan pronto el choque a su sistema mejore dígame como progresa su condición de cáncer de próstata. Así reviso y le envío todos los últimos informes del control de efecto positivo de la investigación.»

*6 de enero de 1981*
*Davis escribe*

«He recibido la carta y dos llamadas telefónicas sobre tu
salud y estado. Me han dicho que tienes cáncer de próstata,
y que está subiendo a la parte inferior de tu cuerpo. Tengo
entendido que estás tomando todo lo que tienes a la mano,
desde teces hasta hierbas, desde tónicos hasta fórmulas, en un
intento de frenar o detener esta próstata inflamada y las zonas
inferiores de tu cuerpo. ¿Por qué haces esto? Yo sé por qué, y
tú también. Estás tan apegado a esta enfermedad mortal que
no estás pensando con claridad.

En los últimos tres años he tenido aquí médicos de muchas
clínicas y de otras naciones. Hemos detenido cánceres de
próstata y quiero que recuperes tu pensamiento y vuelvas a la
ciencia que has estado enseñando desde que te conocí. Sabemos desde el principio de la investigación del cáncer, hace
muchos años, que las células cancerosas son más húmedas que
las células normales, y que las células cancerosas contienen en
la estructura de su membrana más que la cantidad natural de
sodio.

Cuando aplicamos el polo norte del imán N-1 al cáncer, actuamos para alejar de las células cancerosas esta cantidad alta de
agua biológica del cáncer. Actuamos también para disolver
las cantidades de sodio que están más altas de lo normal en
la membrana de las células cancerosas que, por su condición,
actúa para defenderlo de todos los métodos actuales de tratamiento.

Sabemos que el polo sur es un promotor mortal de cánceres,
incluso estar cerca de la superficie del imán del polo sur actúa
para promover el crecimiento y desarrollo de un cáncer o
cánceres.

Además, sabemos que cuando el polo norte de nuestro imán
N-1 se coloca contra una zona de cáncer, atrae a los glóbulos
blancos a la zona y aumenta el voltaje biológico negativo de

las células sanas circundantes, evitando así la propagación del cáncer y matando de hambre a las células cancerosas existentes.

En el cáncer de próstata colocamos un N-1, polo norte, sobre una silla de fondo blando y nos sentamos en este polo norte durante exactamente cuarenta y cinco minutos por la mañana y de nuevo por la noche. Ni más ni menos, exactamente cuarenta y cinco minutos. Te pido que tengas fe y creas en Dios, que te pares a pensar y al menos hagas lo que yo estoy haciendo para detener el cáncer.

Ruego a Dios que dejes de usar imanes con todos tus pacientes y que los uses en ti. Estás recibiendo radiaciones del polo sur durante tus sesiones que son mortales para los cánceres avanzados.

Rezo para que te quedes con nuestra ciencia y hagas lo que sabemos que ha detenido los cánceres. Rezo para que lo hagas. Que Dios te bendiga y te guíe.

Tu amigo siempre, Albert Roy Davis»

*10 de noviembre de 1982*

El Dr. Ralph U. Sierra ejerció como quiropráctico hasta el 1981, y fallece en este día, 10 de noviembre de 1982.

# Libro *The Anatomy of Biomagnetism*

C omo dato curioso, el Dr. Sierra es coautor del libro con el cual Albert Roy Davis trae el concepto del biomagnetismo al público general, titulado *The Anatomy of Biomagnetism*. Así aparece en la portada original de esa publicación. Sin embargo, en una tirada posterior del 1982, publicada por la casa editorial *Vantage Press,* el nombre del Dr. Sierra se eliminó del libro.

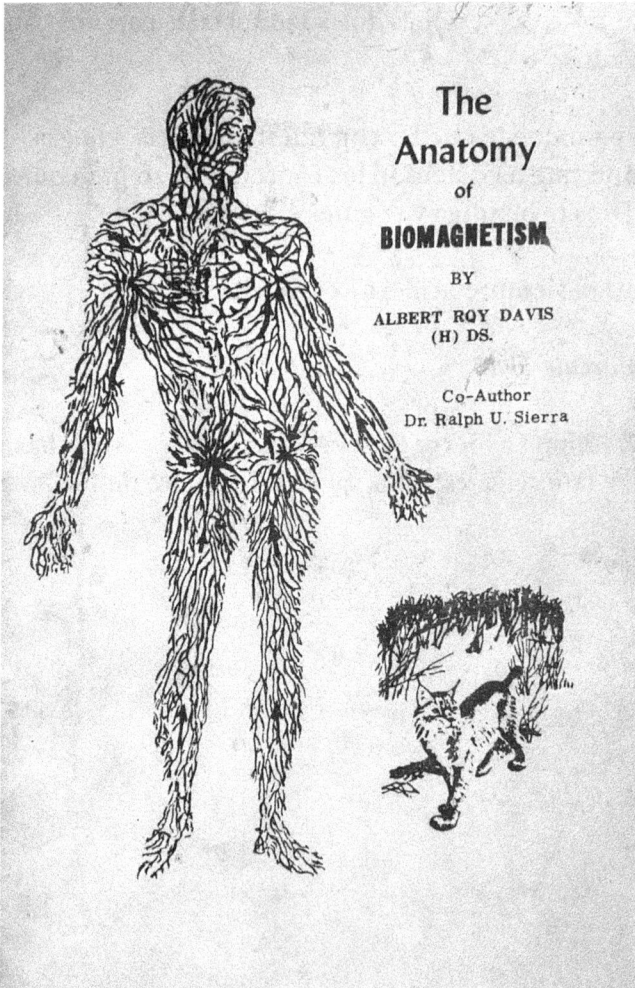

The
Anatomy
of
BIOMAGNETISM
BY
ALBERT ROY DAVIS
(H) DS.

Co-Author
Dr. Ralph U. Sierra

# Introducción a los campos magnéticos

Los campos magnéticos son fuerzas invisibles pero poderosas que influyen en objetos y partículas cargadas eléctricamente en su entorno. Estos campos se generan a través de la actividad magnética, ya sea por corrientes eléctricas, imanes naturales o materiales magnetizados. Los campos magnéticos poseen la capacidad de ejercer fuerzas atractivas o repulsivas sobre otros objetos magnéticos, y su alcance puede variar desde microscópico hasta cósmico.

En la naturaleza, los campos magnéticos desempeñan un papel esencial en diversos procesos, desde la orientación de brújulas hasta la interacción entre partículas subatómicas. Además, la comprensión y manipulación de campos magnéticos han llevado al desarrollo de tecnologías clave en la vida cotidiana, como dispositivos electrónicos, resonancias magnéticas en medicina y la investigación en diversas disciplinas científicas. Este fenómeno fascinante y multifacético sigue siendo objeto de estudio y aplicación en campos que van desde la física y la medicina hasta la ingeniería y la exploración espacial.

## ¿Qué es un campo magnético?

Un campo magnético se manifiesta a través del electromagnetismo, una de las cuatro fuerzas fundamentales de la naturaleza junto con la gravedad, la nuclear fuerte y la nuclear débil. Esta fuerza invisible rodea tanto a imanes como a cualquier objeto con carga eléctrica en movimiento. Se extiende hacia fuera desde el polo norte negativo del imán y hacia adentro en el polo sur positivo.

Cuando una carga eléctrica se desplaza a través de este campo, experimenta una fuerza perpendicular a su dirección de movimiento, conocida como fuerza magnética. Esta fuerza puede provocar que la carga siga una trayectoria curva o circular alrededor de las líneas del campo magnético, y también se conoce como la ley de inducción de Faraday (la tensión eléctrica inducida en un circuito eléctrico es proporcional a la variación del flujo magnético que lo atraviesa) (Matan, 2023).

Asimismo, este campo magnético puede generarse por corrientes eléctricas que fluyen a través de un conductor, como un cable. En este caso, el campo magnético forma anillos concéntricos alrededor del conductor, y su fuerza está vinculada a la cantidad de corriente que circula a través de él.

La intensidad de un campo magnético se mide en Teslas (T) en el sistema internacional de unidades (SI). Otras unidades comunes incluyen el gauss (G) y el oersted (Oe).

# Somos energía
## La energía le da vida a la materia

Desde que tengo uso de razón, mi padre decía que los seres humanos somos energía. Cuando era más joven pensaba que se refería al campo magnético invisible que tiene el imán, y cómo nos atraviesa el cuerpo. Con el tiempo, aprendí que a lo que realmente se refería era mucho más espectacular.

Nuestros cuerpos están compuestos por átomos. De hecho, todo lo que nos rodea está compuesto principalmente de una colección de átomos unidos por reacciones gravitacionales o químicas que preservan una forma en particular. Eso significa que si todo a nuestro alrededor está hecho de lo mismo que estamos hechos nosotros, incluyendo el oxígeno (compuesto de dos átomos $O_2$), todos reaccionamos a la energía que nos rodea, y de la que nuestro planeta y universo se compone.

Tu mano se ve sólida cuando la miras, pero es solo un compuesto de átomos con espacio entre medio, son átomos que vibran en ese espacio. Ese espacio en blanco, dentro y fuera del cuerpo, es energía. Si pones tu mano debajo de un microscopio, verás que es una masa de energía vibratoria. Compartes componentes con el océano, las estrellas y el universo más allá de nuestro entendimiento.

¿Cómo los átomos componen todo? Todos los átomos individuales contribuyen al comportamiento de un químico, ya que se combinan entre sí a través de enlaces químicos para formar moléculas. Si hay suficientes químicos juntos, se puede formar una célula que estará rodeada de luz e información (Universidad *Finis Terrae,* n.d.).

Cada célula posee un campo invisible de energía y, mientras más organizado esté, mejor será la salud de la célula. Al agrupar células de la misma familia, se forman diversos tipos de tejidos como el conectivo, el epitelial, el muscular y el nervioso. El tejido conectivo sostiene y une otros tejidos como el óseo, el sanguíneo y el linfático. Estos tejidos pueden trabajar en conjunto debido al campo energético que poseen.

Las células de un mismo tejido se unen y forman un órgano, el cual tiene un campo energético que representa la memoria de ese órgano. Todos los órganos juntos forman sistemas, como el digestivo, el reproductivo, el inmunológico, el cardiovascular, el nervioso y el musculoesquelético. Estos sistemas toman energía de su campo magnético individual para trabajar en coherencia y armonía.

Al unir todos los sistemas, se forma el cuerpo, que también tiene su propio campo energético. Al tocar los recursos vitales dentro y alrededor del cuerpo, se pueden cambiar las instrucciones en ese campo magnético, lo que hará que el cuerpo responda a una nueva energía. Somos energía, y la importancia de mantener nuestro campo magnético a diario nos compensa en el constante bombardeo de la vida diaria.

Si las células no tienen suficiente energía a su alrededor, la comunicación dentro y entre las células es pobre. Cuando se le quita la fuerza de vida a la célula, esta muere debido a la falta de información para alimentarla.

Cuando observas tu cuerpo a nivel atómico, es como el universo. Mayormente es un espacio vacío energéticamente cargado que está repleto de energía. Tienes energía a tu alrededor y puedes sintonizarla para cultivar tu salud.

La ley de atracción dice que lo semejante atrae a lo semejante. Eres como un imán energético y energizas eléctricamente todas las cosas hacia ti, del mismo modo que te energizas hacia todas las cosas que deseas. Los seres humanos administramos nuestra propia energía magnética, porque nadie puede pensar o sentir por nosotros, por lo que son nuestros pensamientos y sentimientos los que crean nuestras frecuencias.

«La Mente Universal no solo es inteligencia, sino sustancia, y esa sustancia es la fuerza de la atracción que agrupa a los electrones por la ley de la atracción para formar los átomos: los átomos a su vez se agrupan por esa misma ley para formar moléculas: las moléculas adoptan formas objetivas y nos encontramos con la ley es la fuerza creadora que existe tras toda manifestación, no solo de los átomos, sino de los mundos, del universo, de todas las cosas que la imaginación pueda llegar a concebir.» – Charles Haanel. (Hannel, 2017.)

Como personas, todos somos campos de energía. La mecánica cuántica lo confirma. La cosmología cuántica lo confirma. Dependiendo de cómo se utilice ese poder, de forma positiva o negativa, así sera nuestra salud y nuestro entorno. No solo somos los creadores de nuestro propio destino, sino del destino del universo. No hay límite para el potencial humano a través de el enfoque energético, los campos magnéticos y la manifestación consciente y responsable. Todos estamos conectados, simplemente no lo vemos. Algo así como el wifi, que no se ve, no se siente, pero existe y creemos que existe porque lo vemos en acción. Todo el universo está conectado al mismo campo de energía.

> Podemos enfocarnos en la salud perfecta internamente, a pesar de lo que esté sucediendo afuera. Debido a que somos energía, la quiropráctica juega un papel crucial en el funcionamiento de nuestro cuerpo.

La ley para regular el ejercicio de la profesión quiropráctica en Puerto Rico y para establecer la Junta Examinadora de Quiroprácticos, escrita por Ralph U. Sierra en el 1952, define la quiropráctica como, «la ciencia del tratamiento del cuerpo humano mediante ajustes y manipulaciones encaminados a corregir desvíos y dislocaciones parciales de la columna vertebral que ejercen presión sobre los nervios, entorpeciendo la transmisión de energía vital del cerebro a los órganos, los tejidos y las células del cuerpo humano».

El cuerpo tiene energía, y esta fluye a través del cuerpo e influye en todas las partes de nuestro funcionamiento. La quiropráctica puede actuar terapéuticamente para restaurar o mejorar cualquier estancamiento energético en el campo que cada uno de nosotros tenemos.

En ese entonces, aún sin todavía tocar la biomagnética ni la terapia magnética, Sierra conocía el potencial energético humano, y que no solo nos componemos de energía sino que somos energía, al igual que todo lo que nos rodea.

# La historia

En el siglo 17, Isaac Newton generalizó el concepto de atracción gravitatoria en la ley de gravitación universal *(The Editors of Encyclopaedia Britannica, 2024)*. Todos los objetos materiales se atraen entre sí. La materia tiene una propiedad en la cual cada partícula con masa ejerce una fuerza de atracción sobre otra partícula con masa en el universo. Durante la primera mitad del siglo 19, hubo una serie de descubrimientos básicos sobre la electricidad y el magnetismo.

Hans Christian Orsted, profesor de física en Copenhague, descubrió en 1820 la relación entre la electricidad y el magnetismo *(July 1820: Oersted and Electromagnetism, n.d.)*. Observó cómo una corriente eléctrica generaba un campo magnético en sus cercanías y cómo desaparecía cuando la corriente cesaba. Un campo magnético creado alrededor de un cable conductor de corriente puede atraer objetos metálicos o de hierro.

Luego, Michael Faraday desarrolló la idea de un campo de fuerza (Faraday, Michael; *Royal Society (Great Britain), n.d.)*. Podemos recordar el famoso ejemplo de los imanes, que nos muestra la existencia de líneas de fuerza magnética que rodean un cuerpo con carga magnética, y cómo los cuerpos con cargas distintas se atraen mientras que los de cargas idénticas se repelen. Con este ejemplo, podemos ver cómo el campo ordena la disposición de las partículas, siendo el molde invisible de lo que posteriormente toma forma física.

> **Para que un imán atraiga a un cuerpo no es necesario que esté en contacto directo con él. Se crea una región alrededor del imán donde se notan sus efectos, y eso es el campo de fuerza. Por lo tanto, el campo sería la zona o volumen del espacio tridimensional donde pueden actuar ciertas fuerzas.**

En 1831, Michael Faraday constató que el magnetismo podía generar electricidad. Descubrió que la electricidad circulaba por una bobina de hilo conductor sin necesidad de estar conectada a ninguna batería, simplemente moviendo un imán en las cercanías. Más tarde se comprobó que los campos magnéticos y eléctricos formaban parte de un sistema único de campos, y fue Maxwell quien concluyó que la luz era la vibración transversal del mismo medio y que su propia vibración provocaba fenómenos eléctricos y magnéticos. Nombró a este medio el campo electromagnético.

Desde hace más de cincuenta años, la física ya no solo considera la materia y las partículas, sino que reconoce el papel importante del campo energético humano en las interacciones de los sistemas. En la medicina occidental nos basamos en un modelo mecanicista. En la biología, seguimos enfocados en la materia y aún no hemos integrado su aspecto energético y de ondas.

# La ciencia que lo explica

Nuestro planeta tiene un campo magnético terrestre. La estructura geofísica de la Tierra incluye un núcleo parcialmente líquido compuesto de níquel y hierro. Este núcleo actúa como una fuente de magnetismo y debido a su movimiento de rotación, la Tierra tiene un campo magnético propio con un valor de 0.5 gauss. Todos los seres humanos estamos expuestos a este efecto. El sol y la luna también tienen campos electromagnéticos (CEM) que nos afectan a nosotros y a todo el sistema solar.

La propiedad magnética de atracción está presente en la materia, en los átomos. Los electrones atómicos, con su giro, generan los campos magnéticos. Cada átomo se comporta como un imán pequeño, y la diferencia entre una barra de hierro no imantada y un imán radica en la disposición ordenada de los átomos en el segundo caso.

Todos los átomos tienen una fuerza magnética y un campo de acción. Cuando estos átomos y partículas se unen en una molécula, generan un campo de fuerza y se atraen entre sí. Esto crea una interacción electromagnética que mantiene la materia cohesionada.

Ralph U. Sierra empezó a trabajar con el campo electromagnético de las células a través de la terapia electromagnética. Notó que, al combinar los ajustes quiroprácticos con energía electromagnética, proporcionando estimulación y vibración a cada célula mediante el campo de pulso electromagnético, se puede alcanzar todas las células, tejidos, órganos y sistemas del cuerpo. De esta manera, se logra llenar todo el cuerpo con esa energía cuántica, capaz de proporcionar luz, información y organización. Según Sierra, los humanos son como una versión microscópica del universo.

> **Es importante reconocer que el ser humano no es solo una máquina compleja compuesta de órganos físicos y reacciones químicas. Hay algo más que nos da vida y anima nuestro ser. Esta energía vital, conocida como *Vis Matura Medicatrix* por Hipócrates, es una fuerza interna que impulsa nuestro correcto funcionamiento y da vida a la vida.**

En el sistema biológico hay varias fuentes de campos magnéticos:

• Los polos magnéticos asociados a los átomos y moléculas de nuestro cuerpo, como las células.

• Los campos magnéticos generados por corrientes eléctricas en tejidos activos o como resultado de actividades como el latido del corazón, el funcionamiento del cerebro o la contracción muscular, etcétera.

Podemos detectar fácilmente estos campos eléctricos en nuestro cuerpo con pruebas como electrocardiogramas (ECG o EKG), electroencefalogramas (EEG) y electromiogramas (EMG), pero los campos magnéticos son más débiles.

En 1911, el físico holandés Heike Kamerlingh Onnes descubrió que a -269 grados centígrados el mercurio dejaba de resistir el paso de la corriente. Así nacieron los superconductores, materiales que dejan de resistir el paso de la corriente eléctrica a ciertas temperaturas. Dos años después, Onnes recibió el premio Nobel (*The Nobel Prize in Physics 1913*, n.d.).

Los superconductores tienen un efecto curioso: expulsan los campos magnéticos de su interior, lo que les permite flotar y levitar sobre ellos como si fueran un soporte material.

El biomagnetismo se desarrolló en la década de los 70. Es un campo científico que se ocupa de detectar y cuantificar los campos magnéticos generados en los seres vivos, especialmente en los seres humanos, gracias al desarrollo de instrumentos superconductores capaces de detectar estos campos tan débiles, como la resonancia magnética (MRI) y el magnetómetro SQUID.

El magnetómetro SQUID, también conocido como DSIC o dispositivo superconductor de interferencia cuántica, puede detectar campos magnéticos muy débiles generados por el corazón, el cerebro y otras áreas de nuestro cuerpo que emanan electromagnetismo.

En 1987, en Francia, se empezó a utilizar un SQUID hecho con materiales superconductores. Estos biomagnetómetros SQUID se utilizan actualmente en la investigación básica y médica, y tienen aplicaciones muy útiles y prometedoras, como la detección de anomalías en los campos magnéticos cerebrales en pacientes con epilepsia o demencia, la cartografía de las funciones sensoriales del cerebro, la identificación de arritmias y otros trastornos cardíacos sin necesidad de insertar un catéter en el corazón, y la detección de contaminantes magnéticos en los pulmones, entre otros.

Así nació el neuromagnetismo, el cardiomagnetismo y el pneumomagnetismo, que son algunos de los ejemplos de la aplicación de SQUID. Así también comenzó el cambio. La física newtoniana y la primacía de la materia son cosas del pasado. El cuerpo humano es principalmente energía e información. La medicina convencional finalmente se está alineando con lo que la medicina natural ha enseñado durante siglos.

Al igual que el campo magnético alrededor de un imán de barra guía las limaduras de hierro a lo largo de las líneas del campo, nuestro cuerpo también tiene una guía energética e imagen holográfica que guía la materia y las moléculas dentro de nosotros.

Entender el por qué y el cómo de esta aseveración hará que integrarlo a la vida diaria sea más fácil. Si conocemos y entendemos la importancia de nuestros cuerpos (vehículos), podemos convertirlos en nuestros aliados, para así evitar que se conviertan en impedimentos. Entender nuestro cuerpo nos ayuda a poder manejar nuestra vida.

Me alegra mucho que tengas este libro en tus manos, porque es una clara señal de que deseas conocer más sobre ti mismo.

# Chi, chakras y aura

Mirando hacia adentro de nuestro cuerpo, encontramos diversas fuentes de energía que fluyen hacia el exterior. Estas incluyen los meridianos, los chakras y el aura. Estos puntos de energía son fundamentales para nuestra existencia. En palabras simples, los chakras atraen energía a nuestros cuerpo, los meridianos mueven la energía por todo el cuerpo y el aura es el campo de energía que posee el cuerpo.

Los meridianos son pequeños puntos de energía que se distribuyen por todo el cuerpo. En la medicina china, los meridianos se conocen como los puntos de acupuntura y se conectan formando una red compleja de vasos y meridianos. Esta red energética que recorre el interior del cuerpo puede reflejar el estado físico de una persona, así como el funcionamiento de sus órganos, tejidos y sistemas.

Los chakras son los centros energéticos del cuerpo. La palabra «chakra» proviene del sánscrito y significa «rueda». Esto se debe a que se imaginan como ruedas que giran y concentran energía en el cuerpo.

Todos los humanos tenemos naturalmente un campo biomagnético invisible que nos permite funcionar. Este campo se conoce como aura, y consta de la capas física, mental, emocional y espiritual. Es similar a un arcoíris y se comunica a través de vibraciones con las energías del universo. Tiene dos propósitos; nos conecta a nuestro yo interno a través de nuestro sistema neuroendocrino, y nos conecta con la mente universal. También mantiene nuestro físico saludable y espiritualmente limpio mientras las frecuencias vibratorias sean normales.

> Para mantener una salud óptima, es importante que la integridad del aura que rodea nuestro cuerpo esté en buen estado.

El aura es similar al campo magnético de la tierra que se extiende hacia el espacio. Cada célula de nuestro cuerpo tiene una polaridad y puede transmitir señales que afectan a las células vecinas. Si una célula está enferma, su condición se refleja en el aura y puede interrumpir la energía electromagnética en su camino a través del espacio.

Es importante tener en cuenta que existe una fuente de energía en cada sistema, ya sea un átomo, el sistema solar, un ser humano o el universo. Esta energía tiene patrones propios y un sentido de flujo que se mueve entre polos negativos y positivos. Para mantener o lograr el equilibrio y la salud, la energía debe circular libremente a través de los campos desde y hacia su fuente. Cuando se logra este estado de equilibrio, las energías vitales pueden satisfacer todas las necesidades de curación. Además, este equilibrio conlleva una profunda concentración, relajación, una salud radiante y una gran tranquilidad de espíritu. El balance energético es clave para la verdadera salud holística del ser humano.

El estado de nuestro cuerpo físico y mental afecta este campo energético. Durante siglos, esta fuerza se ha conocido como Chi o prana, y es importante que fluya para mantener una buena salud. Los desequilibrios y bloqueos en el flujo energético pueden ser causados por factores físicos como una mala alimentación, consumo de sustancias químicas, traumatismos, así como factores emocionales o mentales como noticias desfavorables, pérdida de seres queridos, sufrimientos o pensamientos negativos. Nuestros campos energéticos pueden influir positiva o negativamente en nuestra salud biológica. El campo magnético de la Tierra es esencial para la vida y para mantener una salud óptima.

Los campos electromagnéticos generados por la radiación electromagnética han sido relacionados con el cáncer y otros problemas de salud (*Electromagnetic Fields and Cancer*, 2022). Para contrarrestar los efectos negativos de estos campos, el campo magnético estático puede ofrecer beneficios para nuestra salud. Además, cuando estamos dentro de edificios, nos alejamos del campo magnético de la Tierra, por lo que suplementar nuestro magnetismo natural con imanes, como los utilizados en la terapia alternativa que desarrollé en mi práctica, nos ayuda a restaurar el flujo normal del Chi y equilibrar nuestro magnetismo natural. Esto facilita la autosalud del cuerpo y contribuye a nuestro bienestar.

# Voltaje celular

Aquí te voy a hablar en un lenguaje un poco más técnico, pero ten paciencia, porque valdrá la pena. Nuestros órganos se mantienen separados por membranas. Asimismo, dentro de nuestras células se mantiene una separación similar mediante el uso de cargas eléctricas.

Nuestras células y todos los organismos vivos son sistemas de corriente directa (DC) generados por el movimiento de los iones de sodio y potasio dentro y fuera de las membranas celulares. Las células normales y sanas poseen una carga eléctrica de aproximadamente -70 mV a través de la membrana celular. Este gradiente eléctrico es crítico en el proceso de transportar iones a través de la membrana celular y mantener el metabolismo celular normal.

El metabolismo celular se encarga de intercambiar oxígeno y nutrientes por desperdicio celular, y también se encarga de la generación de energía ATP. El ATP (Adenosín Trifosfato o Trifosfato de Adenosina) es la molécula portadora de la energía primaria para todas las formas de vida (bacterias, levaduras, mohos, algas, vegetales, células animales).

El sistema nervioso es el sistema eléctrico del ser humano. Y no solo eso, la medicina moderna ya depende de procedimientos eléctricos también. Sin electricidad, pruebas como los electrocardiogramas, electroencefalogramas y electromiogramas, que se utilizan para medir la actividad eléctrica en el corazón, la corteza cerebral y los músculos esqueletales, no existirían.

De acuerdo con Otto Heinrich Warburg, ganador del Premio Nobel en el 1931 (*The Nobel Prize in Physiology or Medicine 1931*, n.d.), la membrana celular de las células nerviosas y musculares es similar a una batería. Al nacer, una célula saludable tiene una carga eléctrica de -70 mV y -90 mV. Mientras envejecemos la carga eléctrica alrededor de la célula disminuye. Puede bajar hasta unos -35 mV a los 70 años. Se puede comparar con ver una batería descargarse con el tiempo.

Una célula madura tiene una carga eléctrica de -50 mV a -35 mV. Mientras más uno envejece o se enferma, más va bajando el voltaje de las células, lo cual causa que vibren fuera de ritmo con las otras células. Cuando una célula baja a menos de 15 mV ya está enferma y no está funcionando como debería.

Cuando el sistema inmunológico del cuerpo se ve abrumado, no se puede defender contra las toxinas. Encima, le seguimos supliendo al cuerpo alcohol, nicotina, cafeína, pensamientos negativos basados en el miedo y emociones pesadas. Todo esto en conjunto lleva al cuerpo a un desequilibrio físico.

Cualquier desafío a la célula, como deficiencia de oxígeno/nutrientes, toxicidad o inflamación puede degradar el gradiente de su -70 mV óptimo. Cuando el gradiente disminuye, el sodio se bombea con menos eficacia fuera de la célula, lo que provoca edema (retención de líquidos) e inflamación. A medida que el gradiente disminuye, el suministro de oxígeno a través de la membrana celular hacia el interior de la célula se ve comprometido. Sin oxígeno, la célula no puede generar energía ATP, el mecanismo de bombeo de iones de sodio-potasio no puede alimentarse, y el gradiente desciende aún más. A esto le seguirá un ciclo descendente de fisiología celular desordenada que, en última instancia, puede conducir a la degeneración celular.

A través del aumento de la carga eléctrica del cuerpo, los iones de sodio (Na+) y los iones de calcio (Ca$_2$+) que están en el interior de las células entrarán en el líquido extracelular (sangre). Por el contrario, los iones de potasio (K+) y los iones de magnesio (Mg$_2$+) retenidos en la sangre se difundirán de nuevo en las células para regular el equilibrio de electrolitos dentro y fuera de las células (transporte de potasio-sodio). Esto resulta en que los iones de calcio regulen la sangre para que se mantenga a un pH de 7.33 a 7.4, ligeramente alcalino. Gracias a esto, las celulas no retienen el exceso de sodio y lo pueden eliminar del organismo. Con el incremento de potasio, la producción de ATP de las células puede mejorar o aumentar. (Pirahanchi et al, 2023).

La carga eléctrica de las células inflamadas que causan dolor cambia a aproximadamente +30 mV. Cuando se exponen a un campo magnético pulsado, estas células cambian a una carga de aproximadamente -90 mV, aliviando el dolor en el proceso. Las células cicatrizadas o fibróticas con adherencias tienen una carga de aproximadamente +15 mV.

Debido a la densidad del tejido celular, el cambio requiere campos magnéticos pulsados más fuertes para poder restaurarlas a los -70 mV óptimos. Las células degenerativas o inmunocomprometidas tienen una carga media de -30 mV.

Hoy sabemos que las células vivas son baterías: el núcleo contiene la carga positiva y el citoplasma la negativa. Si las células se irradiaran con una gama de oscilaciones electromagnéticas, podrían «recargarse» y, por tanto, rejuvenecerse. Se necesita una gama de frecuencias porque la célula y sus partes responden a frecuencias diferentes.

Cada célula sana del cuerpo vibra a una frecuencia particular. Cada átomo del universo tiene una frecuencia. Ya sea un grano de arena, un trozo de acero, una planta, un animal o un órgano de tu cuerpo, cada célula resuena, o vibra, a una frecuencia específica. Nuestros cuerpos están formados por una variedad de átomos que contienen fotones, electrones y una energía bioeléctrica general que los atraviesa.

> **La forma en que cuidamos de nuestro cuerpo físico, emocional y mentalmente determina cuántas frecuencias negativas o toxinas estamos acumulando.**

Las células de un cuerpo afectadas por una condición negativa tienen una vibración que es más baja de la que originalmente debería tener. Después de muchos meses o años de esta falta de armonía interna, nuestro sistema inmunológico puede debilitarse y los síntomas comienzan a verse en forma de un desequilibrio físico terminal o una enfermedad. Todas las células tienen pequeñas bombas eléctricas cuya función es aportar nutrientes y eliminar toxinas. Sin suficiente energía para funcionar, las células se vuelven tóxicas y desnutridas. Entonces, cuando se les presenta un organismo infeccioso ya han perdido la vitalidad para resistir las consecuencias. Cualquier reto que se le presente a la célula como deficiencia de oxígeno o nutrientes, afecta el nivel de -70 mV. Es similar a lo que ocurre cuando se le agota la batería a un carro.

Sin oxígeno no se puede generar energía ATP y no ocurre el transporte iónico del sodio y potasio. El sodio deja de salir con facilidad de la célula, y este aguante resulta en edema (acumulación de líquido en el cuerpo) e inflamación. Los milivoltios (mV) van bajando y el ciclo va cuesta abajo, un desorden total celular, degeneración celular. Al igual que el efecto dómino, las moléculas que se encontraban en perfecto estado continúan dañándose. Mientras más pasa el tiempo y más avanzamos en la tecnología, más existe la posibilidad de que nuestras próximas generaciones se vean afectadas por la contaminación electromagnética.

Cuando las células se recargan al nivel de -70 mV a -110 mV, no hay manera que enfermedades como el cáncer puedan seguir adelante. El voltaje de la célula congela el progreso de la enfermedad.

# ¿Cuál es el beneficio?

Las células de todos los seres humanos necesitan ejercicio. Todos podemos beneficiarnos del tipo de ejercicio corporal celular total que la terapia magnética proporciona. La terapia puede ser beneficiosa para las áreas dañadas de las células y la deficiencia de energía que causa dolor crónico, ya que después de una sesión, se experimenta una disminución en el dolor. Al restaurar el gradiente, la célula comienza a bombear sodio, permitiendo que el potasio entre en la célula, resolviendo la inflamación, restableciendo el flujo de oxígeno y mejorando el dolor.

Todas las células expuestas a las frecuencias emitidas por el campo magnético pulsado se estiran y relajan ligeramente (se ejercitan). El agua es esencial para transportar muchas de estas toxinas fuera del cuerpo. Un buen hábito que deben cultivar es beber mucha agua pura antes y después de la exposición al campo magnético pulsado para asegurar una hidratación celular óptima. Recomiendo el consumo de dos a tres litros de agua al día mientras se utiliza el campo magnético pulsado.

# El magnetismo estático
## aplicado a la terapia magnética

Como hemos discutido, el polo norte de un imán es *el polo negativo y alcalino. Este lado del imán es el más saludable y el más curativo.* Tiene la habilidad de reducir la acidez, dolores corporales (como de cabeza, glaucoma y hasta menstruales), inflamaciones, endurecimiento de las arterias, y es beneficioso para tratar la artritis. Cuando se utilizan imanes, la química de la sangre cambia. Cuando el imán se usa apropiadamente, y en las frecuencias apropiadas, los dos polos pueden ofrecer beneficios positivos. Aunque esa es la realidad, se utiliza más el polo norte negativo para sanar y restaurar. El polo sur positivo tiene como función estimular, lo cual puede provocar una propagación del problema que se está tratando.

Debido a esto, el polo sur positivo se considera perjudicial y se trata de evitar. Aún en casos donde pacientes confirmen que la energía del polo sur positivo les haya sido de ayuda, hay muchos factores que interfieren. Por ejemplo, la calificación de fortaleza magnética, o gauss, puede ser extremadamente baja o inexacta, lo cual causaría que no se moviera nada y se malinterpretara como mejoría. También se tiene que confirmar que el imán tiene igualdad de polos, porque si se aplica el polo sur positivo de un imán que es mayormente polo norte negativo, no contaría como energía del polo sur positivo. Claro, tampoco se puede descartar el efecto placebo.

# Los efectos de los polos magnéticos

| EL POLO NORTE NEGATIVO | EL POLO SUR POSITIVO |
|---|---|
| Relaja | Estimula |
| Reduce o alivia el dolor | Aumenta dolores |
| Produce más alcalinidad | Acidifica |
| Reduce inflamaciones | Aumenta la inflamación |
| Oxigena las células | Disminuye el oxígeno a las células |
| Ataca infecciones | Empeora infecciones |
| Produce lucidez mental | Causa confusión |
| Reduce el insomnio | Causa hiperactividad |
| Reduce la acumulación de grasas | Aumenta la acumulación de grasas |
| Regula funciones del cuerpo | Estimula las funciones del cuerpo |

# Conoce tu imán

## La intensidad

El gauss es la unidad de medida de intensidad del campo magnético, al igual que el voltio se utiliza para medir y definir la cantidad de voltaje. Como los imanes no se venden con este valor impreso y los gaussímetros son caros, se necesita una forma de determinar la intensidad aproximada del campo. Mientras más alta la unidad de gauss, más fuerte el imán.

Gauss bajo = 300 a 700

Gauss medio = 1,000 a 2,500

Gauss alto = 3,000 a 6,000

Super gauss = 7,000 a 12,000

## Unidades comunes en la naturaleza:

- 10.9 a 10.8 gauss - el campo magnético del cerebro humano
- 0.31 a 0.58 gauss - el campo magnético natural de la superficie de la Tierra
- 25 gauss - el campo magnético de la Tierra en su núcleo
- 50 gauss - un imán típico de nevera
- 800 a 1,800 gauss - un pequeño imán de ferrita en forma de disco
- 2,500 gauss - un pequeño imán de neodimio-hierro-boro (NIB)
- 3,700 a 3,850 gauss - imán de ferrita, siendo los de grado cerámico 5 y 8 los más fuertes.
- 11,000 gauss - imán de cobalto samario (SmCo) (grado 2:17)
- 12,500 gauss - imán de álnico (AlNiCo)
- 13,000 gauss - imán de neodimio (NdFeB) (grado N42)
- 24,000 a 70,000 gauss - una máquina de resonancia magnética médica

Como referencia estándar utilizo los imanes de cerámica permanente de 3,850 gauss, imanes de cerámica clasificados como N-1, N-2, N-3 de estilo dómino con cilindro de 5" como la unidad de prueba, y los puntos magnéticos de 2,500 gauss como nuestros imanes estáticos. Incluyo en la lista las abrazaderas, soportes, envolturas y accesorios que llevan imanes de ferrita o neodimio desde 800 gauss a 2,500 gauss como una alternativa práctica para aplicar en nuestra vida diaria. Nuestros imanes siempre tienen cada polo identificado. Cuando los uses, asegúrate de conocer la polaridad antes. Recuerda utilizar el polo norte negativo.

## La profundidad

La fuerza de un imán puede verse afectada por su tamaño. Aunque el índice de gauss no cambia, el campo magnético se reduce o aumenta según las dimensiones del imán. En relación con el tratamiento del cuerpo, se puede aumentar la profundidad uniendo dos de los imanes de cerámica para una mayor profundidad. Un 3,800 gauss puede viajar hasta 18 pulgadas. Incluso, un par de imanes de 0.25" de grosor sobre un punto local sería más que suficiente.

# Regla general para escoger el imán a aplicarse durante la terapia magnética

1 pulgada en el cuerpo = 200 gauss

2 pulgadas en el cuerpo = 500 gauss

4 pulgadas en el cuerpo = 1,500 gauss

6 pulgadas en el cuerpo = 2,500 gauss

8 pulgadas en el cuerpo = 3,500 gauss

Con una enfermedad o infección, la profundidad del sitio de localización dentro del cuerpo debe ser de 3 a 10 pulgadas distante de la superficie. Esto es para poder calcular la fuerza en unidades gauss de magnetismo de las energías negativas del polo norte y enriquecer esa localización con un máximo de 2,500 a 4,000 gauss. Dado que hay una pérdida de energía debido a la distancia, debemos aplicar una mayor cantidad de energía en la superficie para alcanzar la ubicación interna deseada.

Además, es crucial tener en cuenta el tiempo por el que se usa los imanes, tanto durante el día como en el momento de aplicación. Hay que permitir que el cuerpo registre, sienta y calme o estimule la energía que se recibe a través de la barrera de la sangre y en todo el sistema, especialmente en el área donde se encuentra el imán.

## Número

Los imanes no pueden duplicar la fuerza cuando se combinan con otros imanes. Por ejemplo, un imán con un valor gauss de 500 seguirá teniendo el mismo valor si se une a un imán idéntico (no se unen para crear 1,000 gauss). Sin embargo, en este caso el campo magnético sí aumentará.

Una mayor cantidad de imanes juntos ofrecen mayor profundidad y penetración. Cuando los imanes se encuentran dentro de un paño (pad) o soporte (envoltura) magnético, mientras más imanes tenga, más amplio será el campo magnético que cubrirá.

## Espacio

Mientras menor sea el espacio entre el imán y la superficie de la piel, mejor será su efectividad. Los efectos beneficiosos de los imanes se producen a partir del polo norte negativo, que se cree que aumenta la cantidad de oxígeno disponible para las células y crea un entorno más alcalino en el cuerpo. Esto ayuda a acelerar la curación de cortadas, huesos rotos, infecciones y enfermedades crónicas como el cáncer.

La energía del polo norte negativo puede prolongar la vida útil de los sistemas vivos disminuyendo la velocidad del proceso de envejecimiento. Se produce una atracción, una detención, una baja de velocidad de todo el sistema. Debes prestar atención al tiempo de aplicación.

## El manejo correcto del polo sur positivo

El polo sur positivo de un imán nunca debe colocarse contra una zona adolorida, con hinchazón, infectada o enferma, ya que esto empeoraría la afección.

Este polo estimula la fuerza y aumenta la acción vital. Por ejemplo, los gérmenes son una forma de vida, y las energías del polo sur positivo favorecerían su crecimiento y desarrollo.

En términos más generales, la energía del polo sur positivo fortalece los músculos, extremidades, articulaciones, tendones y ligamentos. También aumenta el flujo sanguíneo y la dilatación de la circulación, fortalece las glándulas, los órganos y la producción de fluidos. Es la energía positiva que da vida. Al polarizar el agua con esta energía que proviene del polo sur positivo del imán, puedes rociar las plantas de tu hogar para estimular el crecimiento saludable y fuerte.

## La terapia con imanes estáticos

Estos son los imanes que se usan en las fajas magnéticas, rodilleras, almohadillas y en los N-1 y N-2 del Dr. Sierra. Esta terapia magnética proporciona un campo estático que además de ofrecer alivio del dolor, puede ayudar a restaurar el propio magnetismo natural del cuerpo. Al darle al cuerpo lo que necesita, este puede alcanzar y mantener el equilibrio, también conocido como homeostasis.

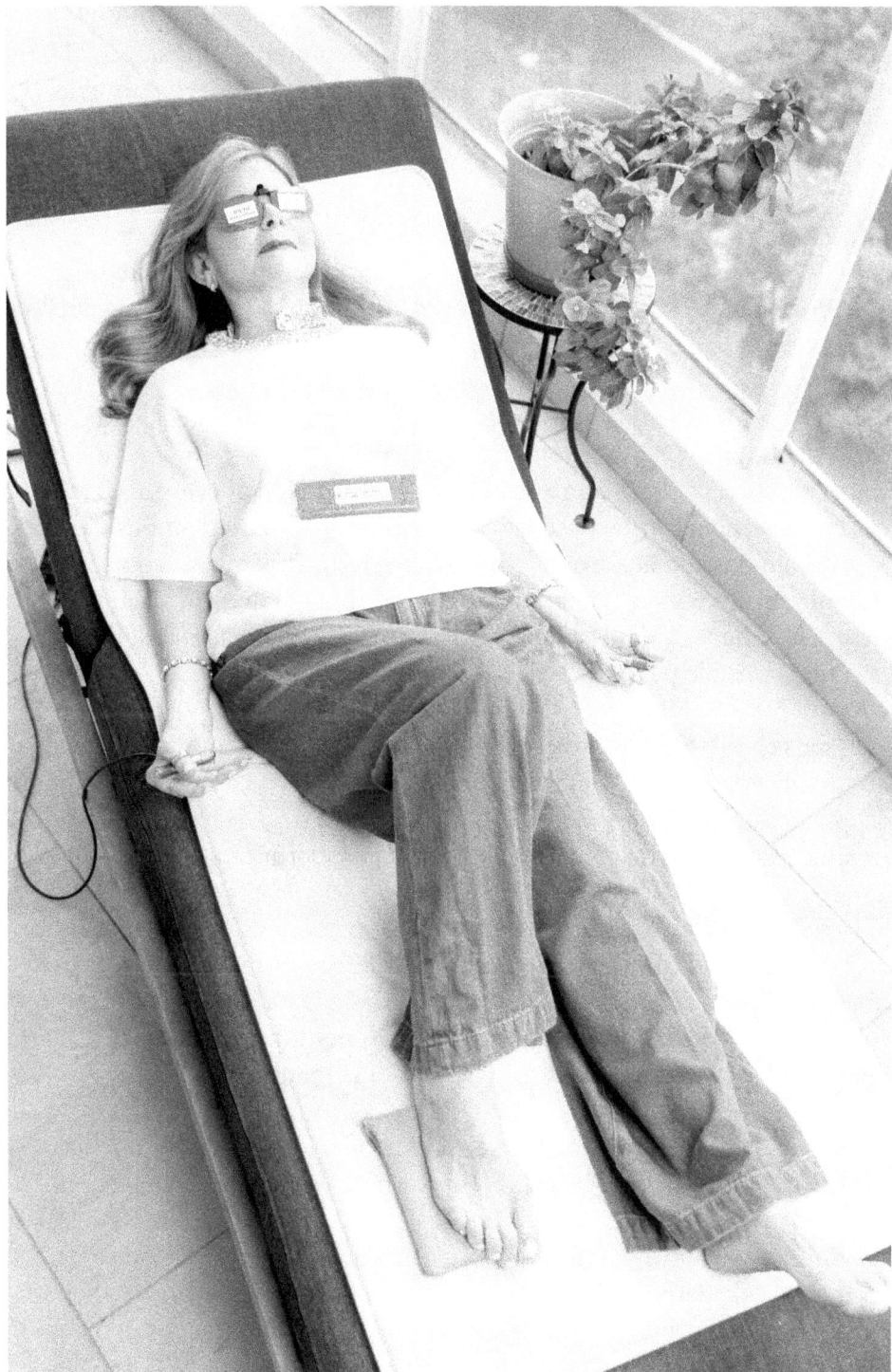

Comparado a la terapia PEMF, el éxito de la terapia llevada a cabo solamente con imanes estáticos depende de que sean fuertes en intensidad para poder llevar a cabo su función, y deben ser aplicados al cuerpo por más tiempo para sentir alivio. Yo utilizo imanes de ferrita, los imanes originales permanentes. El tiempo de su uso es importante y varía caso a caso.

Preparé un conjunto de imanes para el bienestar que se pueden utilizar para llevar a cabo la terapia magnética en el hogar. Este incluye un imán N-2, dos imanes N-1, dos cilindros de mano, un paño (pad) para el cuello y un protector ocular.

Para utilizarlos mientras estés acostado, prepara un área plana en tu cama con una almohada baja y cómoda para el cuello. Todos los imanes deben colocarse con la polaridad norte negativa en dirección al cuerpo. Una vez tengas el área lista, acuéstate boca arriba en la cama. Acomoda cada N-1 debajo de cada hombro de forma que estés cómodo. Posiciona el N-2 centralizado en la espalda baja siempre confirmando que estés cómodo. Si sientes los imanes y deseas ponerles una capa por encima, esta debe ser lo más finita posible para no interferir con el efecto terapéutico.

Posiciona el collarín y los protectores oculares respectivamente debajo del cuello y encima de los ojos. Toma cada cilindro de la mano relájate por un mínimo de quince minutos hasta cuarenta y cinco minutos. Trata de hacerlo a diario. Además, el collarín también se puede utilizar para dormir.

Si te vas a dar terapia sentado puedes posicionar ambos N-1 en el piso y el N-2 debajo de un cojín delgado en la silla. De esta forma te sentarás encima del N-2 y posicionarás los pies encima de cada N-1. También puedes colocar el polo sur positivo debajo del pie izquierdo y el polo norte debajo del pie derecho y sostener los cilindros en cada mano.

Aunque esas son las posiciones que recomiendo, lo bueno de la terapia magnética es que se pueden hacer variaciones. Siempre trata de tener un imán cerca de la columna vertebral. Dependiendo de dónde en la columna lo pongas, de esa forma tratas muchos otros nervios que se dirigen a partes diferentes del cuerpo. Si lo pones en el cuello se dirige a los brazos. Ponerlo en la parte torácica dirige ondas a las costillas y órganos del pecho o abdomen. En el área lumbar va hacia los intestinos y piernas.

Puedes posicionar los imanes donde más lo requiera tu situación. El N-1 se puede colocar debajo de cada rodilla, los tobillos o cualquier área de las piernas donde sientas incomodidad. También se puede utilizar sobre el abdomen, el área del plexo solar o para tratar cualquier alteración gástrica. El collarín se puede aplicar en la cabeza como una diadema. Puedes utilizar el N-2 en la parte superior de la espalda.

Ten en cuenta que si sufres de alguna condición de dolor crónico y utilizas imanes estáticos o PEMF para tratar los síntomas, puede que pases por un periodo de agudización de síntomas. Este periodo usualmente dura de 24 a 48 horas, y se debe a que los imanes están impactando el área lastimada por primera vez. Es como cuando uno se fractura un tobillo y le ponen un yeso, y los peores días son los primeros. No es que no esté funcionando, es que sanar a veces viene con un poco de incomodidad.

## Joyería magnética

En 1954, el Dr. Linus Pauling recibió el Premio Nobel por descubrir que la hemoglobina tiene propiedades magnéticas (*The Nobel Peace Prize 1962*, n.d.). Pauling descubrió que el hierro y muchas sales electrolíticas en nuestra sangre circulan biomagnéticamente. Es por eso que la proximidad continua de un campo magnético puede resultar en una aceleración de la circulación y la transferencia de energía a todas las áreas del cuerpo.

La joyería magnética es una forma muy conveniente para aprovechar los beneficios de la terapia magnética de forma cotidiana y móvil. Ralph U. Sierra fue quien impulsó su uso, y en parte fue la razón por la que fundamos nuestro *Health Magnetic Store & More*. Queríamos que este tipo de imanes terapéuticos fueran accesibles y de calidad confiable. La joyería magnética disponible en *Health Magnetic Store & More* está hecha con imanes de neodimio.

Estos imanes son como biomagnetos, muy fuertes y duraderos. Son de alta intensidad, y no son imanes comunes que se pueden encontrar en tiendas no especializadas. Pueden durar más de cincuenta años con el cuidado apropiado. Mi familia lleva más de cinco décadas usando la joyería magnética.

Se usa para tratar pacientes, animales y plantas. La joyería magnética está hecha a base del polo norte negativo.

El propósito de usar una prenda magnética como collar, pulsera, sortija o en el tobillo es fortalecer y mantener las células del cuerpo cargadas constantemente. Las pulseras actúan como un cargador de batería. Esa prenda provee la energía que tanto las células del cuerpo necesitan. El uso de la joyería magnética contrarresta los efectos de la radiación electromagnética dañina y negativa como la emitida por teléfonos celulares, ondas inalámbricas, enseres eléctricos y estructuras de acero.

Por ejemplo, si tienes dolor en la muñeca, la mano o el brazo, es probable que tengas espasmos musculares en la mano y la muñeca. Dependiendo del tiempo que lleves con el dolor y dependiendo de si el dolor es punzante y si sientes hormigueo en los brazos, necesitas usar un brazalete en cada muñeca para obtener el máximo beneficio. El campo magnético aumentará la circulación en las muñecas, las manos y los dedos mientras viaja a través de la sangre a todo el cuerpo. La joyería magnética se puede llevar puesta las veinticuatro horas del día los siete días de la semana para obtener los mejores resultados.

> Recuerda que los iones negativos protegen y ayudan a mejorar la inflamación, síntomas de dolor, ayudan a combatir el estrés, aumentan el fluido de oxigeno al cerebro que los hace más alerta y aumenta energía.

Las pulseras en acero inoxidable y titanio tienen como mínimo ocho eslabones, cada uno con un imán de 3,000 gauss. Las sortijas en acero inoxidable traen tres imanes de 2,000 gauss cada uno. Existe una variedad de estilos con ambas polaridades.

Es una terapia no invasiva, porque no hay inyecciones y no hay que tomar ninguna pastilla. Actúa como un sedante a los nervios y por lo tanto, inhibe el dolor y brinda un efecto relajante en los músculos.

Afortunadamente, la ciencia ha llegado al punto donde reconoce que la célula animal y vegetal es más similar a una batería eléctrica. Tu cuerpo siempre ha tenido electricidad, y la terapia PEMF, **la terapia magnética,** es la reconciliación de ese dato. Finalmente, tenemos una terapia que permite cultivar y estimular la energía que está ya adentro de ti. Después de todo, como decía Sierra, «somos energía».

## *Memory band* o banda de memoria

La banda de memoria de Sierra ayuda a normalizar las habilidades mentales. Esto resulta en una habilidad mejorada para retener información, minimizar la depresión y amplificar las habilidades psíquicas. Se prepara con una banda magnética flexible de alta energía de 1", para estimular el norte (la parte frontal de la cabeza) y el sur (la parte posterior de la cabeza).

El polo norte negativo de un imán pegado al centro de la frente por diez minutos al día incrementa la percepción y la sensitividad del cerebro. Esto amplifica las habilidades psíquicas. Además, alivia el estrés y la presión de la demanda diaria para que el cerebro pueda funcionar efectivamente.

Como el lóbulo frontal es el que regula la memoria, las emociones, el comportamiento, las funciones ejecutivas y de toma de decisiones, el uso diario de la banda ayuda a minimizar la depresión, a controlar emociones y a tratar desordenes del comportamiento humano. La parte posterior de la banda impulsa la energía, pasando principalmente por el lóbulo occipital. Los imanes también se pueden intercambiar si se considera que es necesario y beneficioso.

Estos efectos positivos son tangibles por un tiempo limitado. Continuar la estimulación que hace estas respuestas posibles requiere la constante aplicación del imán a la frente. Después de cierto punto la mente está tan alerta que no solo está estimulada, sino que puede crear experiencias místicas para el cerebro.

Gracias al Dr. Becker (Becker & Marino, 1982) y el físico Charles Bachmans (CH. B., 1962.), sabemos que toda la energía que emanamos y los cambios de humor que tenemos se determinan a través de un cambio químico electromagnético en el cerebro y en los nervios de la espina dorsal. Estos cambios se ven afectados por las fluctuaciones geománticas. Los científicos explican que el campo eléctrico brinca de positivo a negativo y luego naturalmente vuelve a su estado negativo durante el proceso de sanación. Los huesos rotos también emiten energía eléctrica negativa mientras sanan.

Se recomienda no más de tres tratamientos de treinta minutos con el norte del imán en la parte frontal y el sur en la parte posterior de la cabeza. Si se pasa del tiempo, no pasa nada, pero toma en cuenta cómo te sientes. Experimenta con los efectos que sientes con cada polaridad.

> **Te exhorto a que busques más información sobre tu cuerpo y el potencial absoluto de tu cerebro mientras tienes las bandas magnéticas puestas. Tu mente y cuerpo se beneficiarán grandemente de expandir tu conocimiento.**

Si solo te puedes poner la banda una vez al día, aquí tienes un truco para tu rutina nocturna. Coloca la banda magnética, o un imán pequeño, en el área donde el puente de la nariz conecta con la frente. Esa área corresponde al *tercer ojo*. Mantenlo ahí por diez a quince minutos cada noche.

Este no es el único tipo de aplicación de imanes en el cuerpo. Los imanes se le pueden aplicar a todo lo que uno desee, teniendo la regla de las polaridades y sus efectos en mente. Te lo digo por experiencia. El primer imán que me aplicó mi padre fue para un dolor de oído. Utilizó el imán en forma de dómino. Luego, usó un imán N-1, polo norte negativo sobre mi abdomen para tratar un dolor de estómago fuertísimo.

Al N-1 lo llamábamos el médico de la casa, y todavía concuerdo. Hubo un tiempo en que empecé a sufrir dolores menstruales y tenía menstruaciones fuertes. Estando en la escuela no podía aplicar el N-1, y luego por la noche estaba demasiado inquieta, así que tardé un poco más en sentir por fin el alivio. Pero lo hice y nunca más volví a sentir el dolor.

Hoy en día tenemos una banda tipo red con ocho imanes que las mujeres pueden utilizar entre su ropa interior y el bajo abdomen para tratar el dolor menstrual en todo momento. Así no tienen que esperar, como me pasó a mí.

Aprendí a dormir con el collarín en mi adolescencia. Aún todavía, si surge alguna tensión, lo primero que hago es ponérmelo. En mi casa lo tengo puesto la mayoría del tiempo. Mis hijos, y ahora también mis nietos, acostumbran a usar ese collarín magnético constantemente.

Otra investigación en la que participó mi padre fue la de preparar un cepillo magnético. Él pegó en un cepillo regular un imán en forma de dómino de polo sur positivo para animar el cuero cabelludo y los folículos de pelo, fuerza y crecimiento. Hay que cepillarse el pelo por la noche para descargar el cuerpo de iones positivos acumulados con el estrés del día y potenciarlo con un cepillo magnético. Por mi parte, yo sé que le debo la salud de mi cabello a los cepillos con los que crecí, y los que todavía tengo. Son tan efectivos que todavía los ofrecemos a pacientes y clientes. Se fabrican idénticos a los caseros, así como Sierra los creaba.

Aún con todos mis tratamientos con tintes tengo un pelo sano y brillante. Incluso, el pelo de mi marido está bastante sano. El polo sur positivo le da fuerza al cuero cabelludo, y el polo norte negativo se desliza sobre cualquier parte del cuerpo que necesite relajarse o calmarse. Mi padre también recomendaba plantillas magnéticas.

## Agua polarizada

El agua que bebes se puede magnetizar. Después de uno de los viajes al laboratorio de Albert Roy Davis en Green Cove Spring, mi papá compró un imán N-2 adicional para ponerlo debajo de nuestra jarra de agua dentro de la nevera. Regresó con el conocimiento de Davis en cuanto a magnetizar agua para el beneficio de las plantas, y decidió aplicarlo en nuestra casa también. Al principio era un imán posado en la parte de abajo de la nevera con el polo norte negativo mirando hacia arriba en dirección del agua. Sierra luego encontró un cilindro de cerámica de 5" donde una jarra puede colocarse perfectamente sobre el imán. Así, a los ocho años, mi agua potable comenzó a ser polarizada con iones negativos. Más adelante, incorporó el lápiz magnético para que pudiéramos polarizar nuestros líquidos cuando no estábamos en casa.

El agua expuesta al polo norte negativo debe siempre ser usada para consumo humano o animal. Sierra comprobó que la tensión superficial del agua magnetizada con el polo norte negativo es mayor. Esto la convierte en agua dura, pesada, porque se produce un aumento de la actividad de los iones hidrógeno y toda reducción de los niveles de oxígeno y nitrógeno disuelto.

El consumo de agua magnetizada con el polo norte negativo puede tener efectos terapéuticos. El agua magnetizada tiene un efecto alcalinizante y oxidante que puede influenciar la hipersensibilidad química. Las mayoría de las toxinas en el cuerpo son ácidas, y este ácido se puede disminuir con ese efecto alcalinizante que tiene el agua magnetizada.

En cambio, el agua expuesta al polo sur positivo tiene una tensión superficial menor. Es agua suave, más suave que el agua que no ha sido tratada. Este tipo de agua en específico es buena para las plantas, ya que las estimula a crecer más rápido que lo normal. Las proteínas penetran las raíces más rápido que con agua común y corriente. El agua magnetizada con el polo sur positivo también aumenta los niveles de nutrientes en las plantas comestibles. Les da hasta un mejor sabor. El agua tiene minerales que enriquecen la fertilidad del suelo.

Cualquier contenedor con agua se puede tratar magnéticamente. Solo se tiene que poner el contenedor encima de un cilindro magnético por cualquier cantidad de tiempo. Beberse esta agua durante el día ayuda con las funciones corporales regulares.

Para polarizar el agua de la casa entera se amarran uno o dos imanes de polo norte negativo al tubo principal que le da agua a la casa. Aproximadamente dos pulgadas más arriba, se amarran uno o dos imanes de polo sur positivo. La cantidad de imanes depende del tamaño del tubo.

Otra forma de polarizar el agua con ambas polaridades es utilizando el lápiz magnético. Solo tienes que colocar el lápiz dentro de un vaso de agua de tres a diez minutos. Si solo deseas polarizar el agua hacia el norte o hacia el sur, llena un recipiente de cristal para tomar agua de 32 oz a 64 oz y ponlo encima de un imán plano de cerámica. Recomiendo que lo dejes ahí de doce a veinticuatro horas. Si es posible deja el recipiente encima del imán permanentemente y ve llenándolo a medida que se use el agua. Recuerda llenar el recipiente antes de dormir para que el agua descanse polarizándose.

Si deseas magnetizar el agua de una botella de agua, utiliza un imán magnetizado flexible dentro de un porta vasos y añade la botella de agua. Dependiente de las onzas, el agua se puede magnetizar de diez a quince minutos. El agua magnetizada polarizada mantendrá su propiedad durante un máximo de tres días.

Aprendí a hacer esto de mi padre, quien confirmó los experimentos que Albert Roy Davis conducía con el agua y las plantas. El agua tratada magnéticamente mostró alguna diferencia al agua regular en términos de contenido mineral, sólidos, pH y otros factores. Aunque las cantidades de hidrógeno eran las mismas en ambas pruebas, los iones de hidrógeno estaban alterados y presentaban un grado de actividad mucho mayor en el agua magnetizada. Esto se comprobó repetidamente con los mismos resultados. El agua tratada con el campo magnético norte o sur tiende a reducir el nitrógeno en el agua. Esto la hace más segura tanto para el consumo humano como para los peces de acuario.

# Deficiencia de campo magnético

Los investigadores como el Dr. Kyoichi Nakagawa creen que el síndrome de deficiencia de campo magnético se produce debido a la disminución en el campo magnético de la Tierra. Este síndrome se caracteriza por síntomas como fatiga, insomnio, dolores de cabeza frecuentes, mareos y molestias generalizadas y dolores (Nakagawa, 1976).

Nuestro estilo de vida moderno también contribuye a este síndrome. Muchos de nosotros pasamos la mayoría de nuestros días en edificios de acero y vehículos de metal, lo que limita nuestra exposición al campo magnético de la Tierra. Esta interrupción de energía en las células altera el metabolismo celular. Si nuestras células no están en buen estado, nuestro cuerpo tampoco lo estará, ya sea en su totalidad o en parte.

Por lo tanto, recomendamos aplicar un campo magnético externo al cuerpo humano para complementar esta deficiencia magnética. En resumen, existe una relación directa entre la disminución del campo magnético de la Tierra en el cuerpo humano y cómo se mejoran las condiciones anormales del cuerpo humano mediante la aplicación de campos magnéticos externos.

> Este síndrome de deficiencia magnética se puede revertir o evitar asegurando que el cuerpo tenga una exposición adecuada al magnetismo de corriente continua. Esto se puede lograr proporcionando un campo magnético estático o pulsante con la terapia del imán.

El uso de joyería magnética es una forma muy sencilla de lograr esto. Una vez que el campo del cuerpo está en un estado de equilibrio natural (homeostasis), los síntomas de deficiencia simplemente desaparecen y la salud se puede restaurar.

# Terapia de campo electromagnético
## pulsado (PEMF)

¿Alguna vez has sostenido dos imanes en tus manos e intentado ponerlos juntos? ¿Verdad que se resisten y nunca puedes juntar las manos? Si has sentido eso, experimentaste cómo se sienten los campos magnéticos. La Tierra tiene su propio campo magnético que existe gracias a los cambios en el núcleo del planeta. Las brújulas pueden identificar la dirección de los polos norte negativo y sur positivo gracias a este campo electromagnético, producido por cargas eléctricas en movimiento. Su existencia afecta a cualquier otro objeto que se encuentre en su radio de acción. Se trata de una actividad natural del universo.

La terapia de campos electromagnéticos pulsados, mejor conocida como terapia PEMF *(Pulsed Electro-Magnetic Fields)* se usa para mejorar la circulación y el metabolismo celular. En Puerto Rico esta terapia se conoce principalmente gracias al Dr. Ralph U. Sierra. Mi familia y yo continuamos compartiendo su legado en nuestras clínicas quiroprácticas.

La terapia PEMF penetra a nivel celular, donde causa el estímulo deseado. Este campo magnético atraviesa el cuerpo como si las frecuencias magnéticas fueran ráfagas de viento. Estas frecuencias bajas pasan a través de la piel para promover el metabolismo celular, reducir la inflamación, mejorar la circulación y equilibrar el sistema inmunológico. Además, relaja y repara los músculos, huesos, tendones y estimula los órganos.

El objetivo principal de la terapia PEMF es acelerar el proceso de recuperación de adentro hacia afuera. Estos son solo algunos de los beneficios que se pueden observar después de algunos tratamientos con PEMF. Una investigación realizada por la NASA (Goodwin, 2006) demostró que esta terapia estimula considerablemente el crecimiento y la reparación de tejidos, mejora la función celular y tiene efectos moduladores en ciertas enfermedades neurodegenerativas.

El Dr. Ralph U. Sierra fabricó unas bobinas de cobre para poder administrar terapia electromagnética en la década de los 70. Como doctora, quiropráctica y durante toda mi vida, yo he recibido y utilizado esta terapia que se ofrece todavía en la Clínica Quiropráctica Jarrot Sierra. Gracias al pasar del tiempo y los avances en tecnología, se han desarrollado nuevos equipos de terapia PEMF, tanto así que si no deseas salir a tomar la terapia en otro lado, puedes tener una máquina de PEMF en tu hogar.

¿Es mejor dar tratamiento con la terapia PEMF que con imanes estáticos? No se debería mirar si un tratamiento es mejor que el otro, sino cómo comparan los tratamientos. El PEMF es otra forma de terapia donde se recibe el campo magnético, pero en esta la electricidad produce vibración celular, o sea, un efecto más grande y dinámico. Un imán estático tiene un campo magnético fijo —no cambia. Sin embargo, el PEMF genera un campo magnético mediante la conducción de electricidad a través de un conjunto de bobinas de cobre en el interior del aplicador (generalmente una estera). Por esto, el PEMF no requiere imanes estáticos. Este proceso produce un campo magnético mucho más grande y dinámico. Como el PEMF es un campo magnético inducido electromagnéticamente, su efecto se logra al transferir carga a las células del cuerpo.

Un campo electromagnético pulsado puede penetrar todo el cuerpo y crear una cascada de efectos positivos. Debido a que es un campo dinámico, el cuerpo no se acostumbra al campo magnético, lo que permite que los tratamientos a largo plazo sean realmente eficaces. Los tratamientos PEMF pueden ser más cortos que los tratamientos con imanes estáticos, y la intensidad del campo magnético puede ser significativamente menos. Aun así, causa efectos similares dentro del cuerpo.

Los PEMF son un dispositivo de bienestar y acondicionamiento físico. No se aplican a una enfermedad en particular.

# Los beneficios de
# la terapia PEMF

Mejora de los mecanismos de autoreparación

Mejora la oxigenación del tejido

Mejora la circulación sanguínea y la presión arterial

Mejora de la función muscular y el rendimiento físico

Reduce el dolor y disminuye la inflamación

Energiza las células para que puedan funcionar apropiadamente

Estimula la reparación ósea

Disminuye la inflamación y la hinchazón

Fortifica el sistema inmunológico

Actúa como un analgésico natural a la vez que sana el tejido.

Se utiliza para tratar síntomas de la artritis u otras condiciones
de dolor crónico

Mejorar la cicatrización de los tejidos

Aumentar la energía

Mejorar la absorción de nutrientes

Equilibra los meridianos de acupuntura

## Intensidad

La intensidad es la fuerza, amplitud o cantidad de la señal que la máquina administra. La terapia será eficaz independientemente de si la energía electromagnética es baja, mediana o alta. La intensidad de un campo magnético se mide habitualmente en gauss o microTesla (100 microTesla =

1 gauss). La «carga» que se induce terapéuticamente en los tejidos estimulados depende de la intensidad del campo magnético.

Por ejemplo, para tratar zonas del cuerpo donde la piel es gruesa, se necesitaría energía electromagnética de mayor intensidad. El mismo principio puede aplicarse en el caso de yesos, aparatos ortopédicos y fracturas. No hay forma exacta de determinar qué intensidad sería beneficiosa para cada área del cuerpo o tratamiento, así que es importante tener la mayor cantidad de información para experimentar adecuadamente con las intensidades.

## Frecuencia

> « Si quieres encontrar los secretos del universo, piensa en términos de energía, frecuencia y vibración.»
>
> —*Nikola Tesla*

La frecuencia es el número de pulsos que emite la señal por segundo, y se mide en Hertz. A esta unidad se le llama así en honor al físico alemán Heinrich Rudolf Hertz, el primero en probar definitivamente la existencia de ondas electromagnéticas, las mismas que fueron predichas por una ecuación creada por el físico escocés James Clerk Maxwell.

Todos los diferentes tipos de células crean sus propias respuestas únicas a cada frecuencia. Cada frecuencia diferente puede tener diferentes efectos en el cuerpo. Usualmente, los PEMF usan frecuencias bajas y ondas largas, entre 1 a 100 Hz hasta 10,000 Hz.

Nos referimos a la frecuencia tanto de energía ($E = hv$) como de información. La ciencia de la medicina energética se centra cada vez más en la frecuencia, alejándose de la intensidad. Aunque la frecuencia es un poco más compleja, es crucial para comprender la medicina energética y la terapia PEMF.

Imagina que la frecuencia es como una onda, pulso o ciclo que pasa por un lugar fijo en un período de tiempo determinado. Si diez ondas pasan por un punto fijo en un segundo, la frecuencia sería diez ciclos, segundos o 10 Hz.

Las frecuencias usualmente se controlan con los programas predispuestos que ya trae la máquina, por eso es importante determinar qué programas necesita tu cuerpo antes de comprar.

Por ejemplo, las frecuencias bajas de PEMF aplican un campo magnético de intensidad mediana o alta. Esta es una excelente frecuencia para tratar tejidos sólidos como los huesos. Pero por otro lado, la alta frecuencia de PEMF emite pequeños impactos de alta frecuencia radial a intensidad baja, perfecto para tratar tejidos suaves como los músculos y los tendones.

# Aplicadores

Mientras más gruesa sea la piel del paciente, más se reduce la intensidad del campo magnético. Lo ideal es el contacto directo entre la piel del paciente y la fuente que emite el campo magnético.

Hay unidades que traen colchonetas de varios tamaños para reclinarse o sentarse. Esas aseguran que el cuerpo esté en contacto con las bobinas del PEMF. Aconsejo tener contacto con seis a ocho de estas bobinas. La puedes utilizar de diez a treinta minutos, una a tres veces al día.

# Polaridad

Algunas máquinas cambian la dirección del pulso magnético. A ese proceso se le llama cambio de «polaridad» o inversión magnética. Es el traslado de los polos y el flujo magnético, dando como resultado un cambio en la orientación del campo magnético de tal modo que la posición de los polos norte negativo y sur positivo se intercambian.

# Diferentes formas de ondas

- **Onda sinusoidal:** La onda sinusoidal imita las ondas que el cuerpo emite naturalmente.

- **Onda cuadrada o *square wave:*** Son beneficiosas para la estimulación y regeneración de células. Una onda más corta y aguda en el matre o almohadilla puede penetrar las células con más facilidad y mejorar el flujo sanguíneo. También, agudiza las señales naturales del cuerpo, creando una respuesta más rápida en el proceso de sanación y restauración de tejido.

- **Diente de sierra o *sawtooth waveform:*** Ondas no sinusoidales en una frecuencia baja de entre 0.5 y 15 Hz. Esta frecuencia cae 100% dentro de la llamada «ventana biológica». A diferencia de las ondas sinusoidales simples o de los imanes estáticos, la señal en diente de sierra cambia continuamente, produciendo una inducción constante de electromagnetismo en los tejidos del cuerpo, maximizando el desplazamiento de iones y evitando la fatiga de las membranas celulares.

Al usar el sistema por primera vez, es mejor comenzar con sesiones de diez minutos. La intensidad y el tiempo se aumentan según la tolerancia del paciente. Si no hay algo particular que tratar, el tiempo y la intensidad máximos podrían iniciarse correctamente. Las personas pequeñas y delgadas, los niños y los animales pueden ser más sensibles.

Cada programa tiene sus beneficios. No hay malas decisiones ya que el sistema es de baja intensidad. La mayoría de las veces se usa el máximo de intensidad para obtener el mayor beneficio. Para problemas agudos, los tratamientos pueden ser más largos. No hay límite para la cantidad de tiempo de tratamiento que se puede utilizar el sistema. Si hay alguna preocupación sobre la sensibilidad se utiliza la máquina en 3 Hz, y baja intensidad.

# Intensidades predispuestas, frecuencias y tiempos

Varios dispositivos vienen con la habilidad de modificar los programas para tratamientos específicos. En algunos dispositivos solo se puede ajustar el nivel de intensidad y el tiempo del tratamiento. Hay que asegurar que se está utilizando el programa correcto.

En mi caso, para darte un ejemplo, mi frecuencia personal es de 10 Hz por treinta minutos, y el programa que luego aplico fluye de 7.8 a 31 Hz. Recibo ambas ondas, sinodales o cuadradas. Tengo un instrumento para cuando viajo del tamaño de una almohada que se acomoda muy bien en la maleta, y tiene el programa personalizado. Al ser de medio cuerpo tengo que moverlo entre la espalda alta, baja y cambio a piernas. Siempre combino la terapia PEMF con los imanes estáticos, N-1, N-2, N-3, cilindros de mano y me tapo los ojos con los protectores magnéticos.

Las unidades PEMF también cuentan con programas que incluyen diferentes frecuencias relacionadas con diferentes sistemas de órganos, incluso para chakras y meridianos. Algunas unidades PEMF tienen un programa personalizado que escoges desde 0.1 Hz hasta 99.9 Hz. Otros ya incluyen las frecuencias Theta (7 a 10 Hz) y Alpha (8 a 13 Hz). Pero si algunos de ustedes son sensibles, comenzarán con menos tiempo y frecuencias. Sugiero 4 Hz para empezar y aumentar gradualmente hasta 7.8 Hz que es la frecuencia de la Tierra (Schumann, 1952).

Todo esto puede parecer altamente técnico, y por eso mi recomendación es que siempre tomes estas decisiones con el apoyo de tu quiropráctico o profesional de la salud que conozca de esta ciencia. Esa es la persona indicada para evaluar tus necesidades individuales y ayudarte a escoger los equipos y programas que mejor te convengan.

El tratamiento con PEMF e imanes para las enfermedades autoinmunes será un proceso de por vida. La terapia magnética suele reducir el nivel de inflamación y la agresividad de la respuesta inmunitaria y ayuda a controlar y reparar el daño de los tejidos, sin efectos secundarios. Mi experiencia ha demostrado que las terapias magnéticas estáticas y pulsátiles pueden ayudar a disminuir la gravedad y la duración de cualquier exacerbación de un episodio autoinmune y definitivamente reduce la disfunción y el daño orgánico. El cuerpo es realmente un imán, y con aplicaciones de campos magnéticos externos podemos mejorar la circulación sanguínea y, por lo tanto, atacar las inflamaciones.

# ¿Debes comprar una máquina PEMF?

Antes de comprar una máquina PEMF, evalúa cuánto la necesitas. Considera si quieres utilizar el dispositivo solo para ti o para toda la familia. Eso puede influir en qué máquina comprar y con qué programas. El estilo de vida, ya sea sedentario o atlético, también es un factor determinante para decidir qué máquina es más conveniente. Casos con alguna condición crónica o debilitante posiblemente necesiten otro tipo de estimulación u otros tipos de terapia que acompañen el tratamiento electromagnético.

La máquina permite adaptarse a diferentes necesidades fisiológicas mediante una gama de intensidades y frecuencias. Existen equipos ya con programas preestablecidos de los que puede escoger para modificar la terapia.

Siempre ten en cuenta que la energía ideal para el cuerpo es la que la Tierra emana, una energía cambiante que tiene un rango de frecuencia entre 0 a 7.8 Hz. La máquina de PEMF más conveniente para ti tiene que ver con la frecuencia que mejor te funcione para que las ondas le entreguen la energía a las células.

En 1995, Sisken y Walker observaron que una frecuencia PEMF de 2 Hz estimula la regeneración nerviosa. También encontraron que las frecuencias de 7 Hz se pueden utilizar para estimular el crecimiento óseo. Las frecuencias de 10 Hz promueven la curación de los ligamentos, y se pueden usar 15, 20 y 72 Hz para disminuir la necrosis de la piel y estimular formación de capilares. Dado que los tejidos y órganos están formados por células, el cuerpo humano necesita, resuena y responde al rango de frecuencias de 0 a 30 Hz (Sisken & Walker, 1995).

Los dispositivos de 15 gauss son buenos para corto plazo, pero no para uso constante o para hacerlo la base de una vida llena de bienestar. Es conveniente que tengas una idea del tiempo y los propósitos para los que quisieras tener una máquina de PEMF.

## Qué esperar durante la sesión

Durante una sesión típica de terapia electromagnética, la mayoría de las personas sienten pulsaciones y estimulación notables en las regiones de tratamiento. Si complementas tu terapia PEMF con un imán estático sentirás vibraciones al colocarlo cerca de la bobina interior de la unidad. Es una vibración placentera. Las experiencias variarán, por supuesto, por los factores envueltos tales como equipo, la frecuencia que se utiliza y su programa.

## Cómo un campo magnético afecta el cuerpo

Un campo magnético puede afectar el comportamiento de todo lo que tenga en su cercanía. Cada latido del corazón genera ondas electromagnéticas que se esparcen a través del cuerpo por las vías sanguíneas. Estas ondas cardíacas estimulan el tejido a nivel celular.

> **Así que cuando un campo electromagnético atraviesa nuestro cuerpo entero, afecta cada de nuestras setenta trillones de células. Como resultado, el campo magnético se encarga de estimular cada célula hacia su función particular, mientras restaura y minimiza los síntomas de dolor.**

Los campos magnéticos afectan positivamente las moléculas y los tejidos del cuerpo. Veamos estos efectos:

1. **Dan energía:** Como función general las células generan energía, eliminan desperdicios, reparan, regeneran, y dependiendo del tipo de célula y donde se localice, también lleva a cabo unas funciones más específicas. El campo electromagnético estimula directamente la mitocondria, que es la fuente de energía de nuestras células. Al estimular las

mitocondrias, aumenta su producción natural de ATP (trifosfato de adenosina). Esto conduce a un impulso natural de energía en el cuerpo. Con niveles de energía óptimos, nuestros cuerpos pueden combatir mejor las enfermedades y las dolencias.

2. **Crean balance interno:** Los campos magnéticos causan una elevación en el movimiento de iones y electrolitos en los tejidos y fluidos del cuerpo. Este movimiento estimula químicos y acciones eléctricas en los tejidos del cuerpo, ayudándolo a rebalancear y hasta autosanar donde sea necesario.

3. **Estimulan:** Solo una simple exposición a la baja frecuencia de campos magnéticos pulsantes puede estimular el metabolismo celular, incrementar la asimilación del oxígeno en el cuerpo y acelerar la detoxificación química del cuerpo. Los campos electromagnéticos pueden penetrar el cuerpo y reforzar el sistema funcional cíclico del cuerpo de forma natural. Así se le permite al cuerpo recuperarse y aprender a sanarse.

4. **Fortalecen las células:** Los beneficios a largo plazo de la terapia PEMF es que los campos electromagnéticos ayudan a proteger contra cualquier daño celular mejorando la circulación, reparación celular, e inyectando energía a las células. También aumenta las proteínas de estrés *(stress proteins)*, que el cuerpo utiliza para prevenir la degradación celular y aumentar la capacidad de recuperación. Los campos magnéticos balancean las células, los tejidos y las funciones corporales en niveles fundamentales, y repara cualquier problema antes de que el cuerpo lo asimile.

5. **Mejoran la circulación:** La terapia PEMF ayuda a mejorar el flujo sanguíneo a través de todo el sistema vascular, especialmente los microcapilares. Los microcapilares son la red más pequeña de vasos sanguíneos dentro del cuerpo. Una mejor circulación y flujo sanguíneo ayuda a mejorar la oxigenación de los tejidos y la eliminación de desechos metabólicos a través de células sanguíneas sanas. El aumento del flujo sanguíneo transporta estas células sanguíneas saludables y energizadas a todas las áreas del cuerpo, lo que permite una recuperación más rápida de las lesiones y fomenta un sistema inmunológico más fuerte.

# Recomendaciones

Para el bienestar general, se recomienda el uso de imanes estáticos y terapias PEMF por lo menos dos veces al día por un mínimo de quince minutos. Esto ayuda a recargar las células. Antes de tomar tu terapia, bebe al menos un vaso de ocho onzas de agua pura.

Se recomienda también que no se fume cigarrillos o consuma cafeína o alcohol de inmediato. Debes tomar mucha agua después de tu terapia, al menos ocho a diez vasos de ocho onzas, o dos litros al día.

Para mantener los efectos positivos de la terapia magnética, se recomienda también una dieta libre de químicos y pesticidas, que evites la azúcar refinada y consumas muchos vegetales verdes.

La máquina de PEMF estimula los antioxidantes del cuerpo, y puede crear el proceso de desintoxicación. Conviene que tomes mucha agua y que le brindes al cuerpo suplementos de multivitaminas, minerales y aceites de Omegas en fórmulas creadas específicamente para tu condición.

# ¿Puedo aprender a vivir una vida magnética?

**«** Nos encontramos ahora al borde de una gran nueva era en la ciencia magnética y sus aplicaciones, una herramienta que nos ha proporcionado la propia Madre Naturaleza. »

— *Dr. Ralph U. Sierra, 1978*

**«** Descubra el magnetismo, acérquese más a la energía natural.»

— *Dra. Irma I. Sierra, 2004*

# Imanes para vivir una buena vida

El uso de los imanes va mas allá de la cotidianidad con la que los hemos visto toda la vida. Los imanes no solo sirven para pegarse en la nevera o para accesorios electrónicos. También sirven para sanar.

Si tienes migraña y sostienes el polo norte negativo de un imán a la parte frontal de la cabeza, tu migraña mejorará y no sentirás dolor. Lo mismo pasa en casos donde hay huesos rotos, o en condiciones de dolor crónico como dolor reumático agudo. Por cincuenta años he sido orgullosa testigo de cómo los imanes y sus campos magnéticos afectan todo lo que tiene vida, en especial el polo norte y los iones negativos. Las personas que utilizan la terapia magnética afirman que estos tienen propiedades curativas asombrosas para todas las dolencias, desde la artritis hasta el cáncer.

En una entrevista que le hizo Alicia Gutiérrez Moreno a mi papá, el Dr. Ralph U. Sierra, este dijo lo siguiente:

«Cuando inhalamos aire por la nariz cargamos nuestras baterías. No solo respiramos oxígeno, sino que este transporta las cargas negativas o positivas del ambiente. No es coincidencia que en las prácticas de yoga, al hacer respiraciones profundas se indique al practicante que lleve la energía a tal o cual lugar de su concentración. Esto es totalmente real. Y si antes el poder del magnetismo estaba oscurecido por prejuicios académicos, hoy sabemos que esta energía magnética representa la vida misma y que lo abarca y domina todo. Al menos, nuestro modo de vida terrestre. Hablar de los efectos del magnetismo es penetrar en los terrenos más pequeños y sutiles de la vida celular, del comportamiento humano y de la vida en el planeta.»

> Así que mientras más usamos los recursos del campo magnético con imanes con la polaridad y potencia correcta, más se actualiza la energía biomagnética, el cuerpo, sus células, tejidos, órganos y sistemas que están hechos de átomos, moléculas y químicos. Hace sentido que el cuerpo va a responder a una nueva energía.

# Renovación de salud

Recuperar la salud no es una tarea imposible, pero tampoco es algo fácil. Es un camino largo y desafiante que debe entenderse antes de emprenderlo. Aquellos que buscan mejorar su salud deben primero comprender las causas profundas de sus síntomas. Entender qué provoca los síntomas y lo que están experimentando le permite a la persona tomar el control de su recuperación de manera más sólida.

Comprender por qué nos sentimos de cierta manera motiva a comprometernos seriamente con un programa de salud. Sin esa comprensión, la persona puede carecer de compromiso con su bienestar. Es importante recordar que no todos los malestares provienen de condiciones de salud; muchos son resultado del estilo de vida o una combinación de ambos. En cualquier caso, el mensaje fundamental es el mismo: recuperar la salud no es imposible, pero requiere compromiso.

Después de años de mala salud, aquellos que hacen cambios positivos para aumentar la vitalidad de su cuerpo deben permitir un periodo de transición. Así como una enfermedad crónica no se desarrolla de la noche a la mañana, tampoco se puede lograr una buena salud de inmediato. Aunque nuestra sociedad busca soluciones rápidas a través de medicamentos y tratamientos, el cambio de estilo de vida, una dieta mejor, terapias electromagnéticas y otras prácticas realmente brindan alivio real y tangible. No obstante, este alivio está directamente relacionado con la consistencia en la adopción de buenos hábitos.

> **Es crucial no abandonar un programa de mejora de la salud solo porque se sienten mejor después de la primera vez o porque la recuperación es gradual. La salud se basa en cambios constantes y consistentes para mejorar la vitalidad del cuerpo y su capacidad para la rehabilitación celular.**

Al principio, mejorar la salud puede ser incómodo y físicamente doloroso. Sin embargo, perseverar a través de esta molestia es clave para obtener los beneficios a largo plazo.

Existen dos opciones reales: seguir buscando soluciones rápidas que traten temporalmente los síntomas y, a menudo, causen efectos secundarios; o abordar la raíz del problema, cambiar el comportamiento y la actitud, practicar actividades que condicionen el cuerpo para alcanzar niveles de salud y bienestar superiores a los que se ha experimentado antes.

Muchas personas se lesionan al practicar deportes, hacer ejercicio, realizar tareas domésticas o someterse a esfuerzos indebidos en el trabajo. En ocasiones, estas lesiones son el resultado de comportamientos destructivos, como malos hábitos alimenticios, falta de descanso, consumo de drogas y alcohol, o situaciones de estrés emocional y psicológico.

Todos estos comportamientos, ya sean intencionales, inevitables o no, provocan la acumulación de desechos del metabolismo celular. Imagina una multitud de microorganismos acumulándose dentro y fuera de nuestros tejidos. A esto se le suman aspectos que a veces no podemos controlar, como nuestro entorno, las ondas electromagnéticas dañinas de dispositivos como microondas, wifi, antenas y radiaciones de otros aparatos electrónicos, así como pesticidas y metales pesados, entre otros. Todo esto se acumula, y el cuerpo lo aguanta. Ahí radica el problema.

Para hacer frente a todo lo que podemos y no podemos controlar, nuestro cuerpo necesita estar en constante buen estado y cuidado. Es por eso que el mantenimiento continuo y consciente es clave para afrontar el día a día con una salud fortalecida, permitiéndonos funcionar incluso en los momentos más difíciles.

Recomiendo realizar cambios consistentes en varios aspectos de la vida, no limitándose a uno solo. Es completamente aceptable comenzar poco a poco, pero es crucial llegar eventualmente a un consenso de cambios. Por ejemplo, alguien puede llevar una dieta saludable y gestionar el estrés, pero aún así experimentar inflamación que afecte los nervios, articulaciones, músculos y órganos, desencadenando problemas como la diabetes, enfermedades cardíacas, Alzheimer, artritis y trastornos emocionales. La inflamación es el «asesino silencioso». También es posible experimentar fatiga, problemas en la piel, gastrointestinales, desequilibrios hormonales, entre otros.

Es normal sentir resistencia y miedo ante los cambios y cómo nos afectarán. Sin embargo, lo que no es normal es saber que se necesitan hacer cambios para mejorar la calidad de vida y no hacer nada al respecto. La clave está en intentarlo.

Por eso, creo que es mejor conocer los beneficios de los cambios, pero también entender que es un desafío. Aunque pueda haber obstáculos en el camino, querer es poder. Puede compararse con remodelar un edificio antiguo —las estructuras antiguas deben romperse para dar paso a nuevas, construidas con materiales modernos. Al final, las mejoras serán evidentes, pero durante el proceso, el edificio puede estar en caos y desorganización. Lo más hermoso y gratificante de embarcarse en un camino hacia el bienestar y la salud óptima es que, definitivamente, mientras más se practique y se sostenga, menos se sienten los síntomas. Cuanto más persistan, mejor se sentirán, e incluso podrían experimentar la desaparición de ciertos síntomas. El cuerpo termina mejorando.

Así como tomará tiempo enfermarse, también tomará tiempo recuperarse. Es necesario brindarle al cuerpo la oportunidad de descansar, recargarse de energía y eliminar las impurezas acumuladas con el tiempo debido a las situaciones mencionadas anteriormente. Con el tiempo, la sensación de malestar disminuirá, y estos periodos serán seguidos por largos lapsos de buena salud y tranquilidad. Eventualmente, se alcanza una línea recta y constante de bienestar. Aprendemos de nuestras experiencias y aplicamos las lecciones necesarias. La esperanza es vivir de acuerdo con las leyes naturales, reconociendo que volver a los malos hábitos nos llevará nuevamente a sufrir las consecuencias de la enfermedad.

A continuación, comparto algunos consejos para llevar una vida llena de salud, bienestar y un óptimo funcionamiento. Es posible que ya practiquen algunos de estos hábitos, pero todos son igualmente importantes y se deben intentar incorporar de manera consistente. Incluso dedicar tan solo veinte minutos diarios a cada uno puede marcar la diferencia. En mi vida los siguientes puntos no son negociables.

1. Toma agua pura y polarizada con el campo magnético. Suelta los refrescos carbonados y jugos concentrados.

2. Maneja el estrés, y en el proceso cambia la forma de visualizar tu mundo. Sé feliz, mantén el optimismo. Practica introspección. Presta atención a lo que dices y analízalo una vez lo digas. No creas todo lo malo que piensas de ti.

3. Duerme de siete a nueve horas. Trata de estar en la cama ya a las 10:00 p.m. o antes. Así el cuerpo puede aprovechar a sanar desde la hora que te recuestas hasta las 2:00 a.m. Es crítico que durante este tiempo el cuerpo haga un *reset*, o recalibre, para normalizar los niveles de cortisol, melatonina e insulina.

4. Mantén el equilibrio mental a través de la paciencia e introspección.

5. Integra la meditación a tu vida diaria, desde que abres los ojos hasta que los cierras para dormir. Crea un futuro y siente emoción de que ese futuro ya te está sucediendo. No vivas en el pasado, y no dejes que el día de ayer sea el mismo de hoy, ni mañana.

6. Basa tu alimentación en fuentes de alimentos orgánicos y reales. Evita los preservativos y químicos. De vez en cuando lleva a cabo ayunos (informados y con la dirección de un profesional de la salud), una dieta liquida o otra modificación alimenticia positiva.

7. Consume suplementos nutricionales a base de hierbas e ingredientes orgánicos, que no sean modificados genéticamente, y procura que no tengan gluten.

8. Recibe terapia magnética con imanes estáticos y del campo magnético pulsante PEMF. Es preferible que recibas ambas al mismo tiempo. Cierra los ojos, respira y relájate mientras la recibes. Los imanes están ahí para ayudarte.

9. Recuerda respirar detenidamente y con intención.

10. Toma sol, haz actividades al aire libre. Como seres vivientes, necesitamos esa radiación que el sol provee. Necesitamos el sol de la misma forma que necesitamos la brisa. Salir afuera y tomar sol en moderación fortalece el sistema inmunológico y ayuda a tu cuerpo

a producir vitamina D. ¡Siempre usa bloqueador solar cuando estés afuera!

11. Haz más contacto con la Madre Tierra. Prepara un jardín. Acércate a las plantas, camina en la grama o por la arena de playa y abraza un árbol.

12. Aléjate de la tecnología lo más posible.

13. Haz ejercicios con movimientos de energía Chi como Qi-gong, Tai Chi, yoga, Reiki, etcétera. El cuerpo está hecho para moverse, así que, ¡muévelo! Estudia sobre las modalidades de terapias de color, sonido, cristales o balance de chakras. Experimenta e investiga qué te conviene más.

14. Sana tus heridas espirituales, mantén paz en tus relaciones y tu vida.

15. Practica estar presente en el momento que vives. Vive el ahora.

16. Visita a tu quiropráctico regularmente para ajustes de la columna vertebral y combina con terapia de láser frío y masaje si lo ves necesario.

17. Eleva tus manos al universo y da gracias. Agradece constantemente lo bueno y lo malo que te sucede. Todo pasa por algo.

18. Ama la vida. Descubre el amor en todo.

El esfuerzo de restaurar la salud y vivir de acuerdo a las leyes de la naturaleza puede ser trabajoso, pero durante el camino se obtiene lo que verdaderamente significa el bienestar: la habilidad de disfrutar la vida y hacer una contribución positiva hacia otros con quienes compartimos este planeta.

Al final del día, el bienestar nos da la oportunidad de gozar de una vida plena que valga la pena vivir hasta el último día.

# Protocolo de terapia magnética Dra. Sierra

Con más de cuatro décadas de experiencia en este campo, proporciono un sistema para que puedas combinar imanes estáticos fisiológica y anatómicamente con terapia PEMF para uso personal. Comúnmente, los beneficios se ven a través de la constante aplicación de los imanes al cuerpo para aliviar dolores o molestias. El campo magnético también reduce la inflamación y mejora la circulación. Como bien se conoce, el campo magnético también actúa fuertemente en las sustancias magnéticas como el hierro. En consecuencia, la hemoglobina en los vasos sanguíneos se mueve activamente, acompañando a la circulación linfática activada, cuando se aplica energía magnética a través de la terapia estática y PEMF.

Mi experiencia me lleva a la conclusión de que la terapia magnética estática y de energía PEMF vigoriza nuestra facultad llamada «poder autoinnato», que es nuestra naturaleza inherente para resistir la enfermedad y acelerar la recuperación de la enfermedad y la fatiga.

La ondas magnéticas pasan a través de los materiales sólidos, así que a la hora de la terapia no hay que desvestirse o remover los zapatos. Solo quítate el reloj, para evitar que las ondas afecten su funcionamiento.

## Aplicación

Puedes utilizar esta terapia con un aparato PEMF de cualquier tamaño, ya sea de una o ocho bobinas de cobre insertadas en tu cojín. De no tener una unidad de PEMF en tu hogar, las instrucciones con imanes estáticos serán igualmente beneficiosas.

Coloca los imanes, polo norte negativo a la piel, N-1 y N-2 según indicado en la lámina de la próxima sección. Estos imanes N son permanentes de cerámica.

- N-2: mide 4" x 6" x ½"
- N-1: mide 2" x 6" x ½"
- N-3: mide 2" x 3" x ½"
- Dómino: mide 1" x 2" x ½"

**Todos son potentes.**

Si se está acompañando esta aplicación de imanes estáticos con la terapia electromagnética, el PEMF se acomoda sobre los imanes estáticos. Recuerda prender el equipo para para así exponer al cuerpo a este campo electromagnético. Lo vas a sentir inmediatamente.

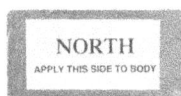

Domino
1" x 2"

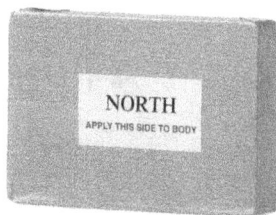

N-3
2" x 3"

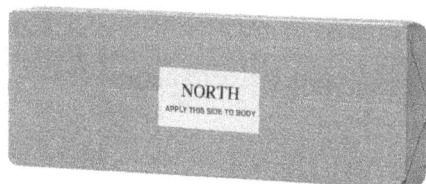

N-1
2" x 6"

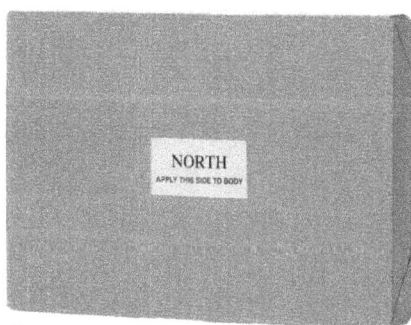

N-2
4" x 6"

Gradúa tus tratamientos comenzando con periodos de veinte minutos (a menos que se te indique otra cantidad), aumentando gradualmente a unos treinta a cuarenta minutos mientras te vas acostumbrando a las ondas magnéticas. Un cuerpo totalmente armonizado suele aceptar el efecto óptimo en sesiones de veinte a treinta minutos. Puedes repetir el tratamiento de tres a cuatro veces al día, reduciendo las sesiones gradualmente a dos veces al día, o hasta una vez al día, si el dolor no es demasiado intenso.

Siempre se usan un mínimo de dos imanes al mismo tiempo. Puedes tener cuatro N's a la vez, con cilindros magnéticos en las manos.

El magnetismo que emana cada uno fluye por el cuerpo sin ninguna eliminación del campo magnético. Recomiendo el uso de dos o más en todo caso de neuralgia, reumatismo, diabetes o cualquier otra condición crónica. Recuerda que cuando uses imanes estáticos con fines curativos, la fuerza generalmente debe estar entre 700 y 3,500 gauss.

# Uso general para dolores y molestias musculares

**Planta del pie, tobillos, rodillas, muslos, caderas, glúteo, palmas de la mano, brazos, espalda y los hombros:** 20 a 30 minutos

**Cabeza:** 10 a 15 minutos

**Dolores generales y molestias a partes afectadas:** 20 a 30 minutos

El uso de la terapia magnética es muy seguro, efectivo y sin efectos secundarios para muchos, pero tenemos unas cuantas precauciones. Puedes estar tranquilo de exponer tu cuerpo a varios imanes o dejarlos por tiempo adicional. El cuerpo es lo suficientemente inteligente para utilizar lo que necesita.

La terapia magnética PEMF no se usa cuando hay fiebre de más de 100°F. El campo magnético activa la circulación de la sangre y puede causar que la fiebre aumente. No se usa si hay algún sangrado de alguna herida, externa o interna, o durante el periodo menstrual. También se evita su uso durante los últimos tres meses de embarazo. Si hay infecciones activas, úlceras o cáncer se debe consultar con un profesional de la salud.

# Cómo aplicar los imanes estáticos

## Posiciones de imanes

Notarán que el diagrama esquemático tiene las letras A y B, S y números. Además, verán la palabra «punto», que indica un área específica.

- A: Frente delantero abdominal y área torácica.
- B: Espalda entera
- S: Las piernas
- Números: indican el punto de contacto según la lámina.
- Punto o *Spot:* indica un área específica para aplicar el magneto según el área afectada y la situación de salud que atraviesa.

## Tratamiento básico

Para aumentar el poder curativo natural del cuerpo en los puntos más esenciales, coloca imanes tipo dómino, N-1, N-2 o N-3, con el polo norte negativo tocando la piel en los números más esenciales: 3, 6, 4, 11 y «S». Para detalles más específicos en relación a algún problema o condición en particular, por favor dirígete a la Guía terapéutica en la página 115.

Debido a que el sistema nervioso autonómico comienza en las manos y los pies, el tratamiento básico es en los puntos más esenciales: número 3 (debajo del ombligo), 6 (boca del estomago, plexo solar), 4 (ambas manos), 11 (punto en la media espalda), y la letra «S» (las piernas), para aumentar el poder curativo natural del cuerpo.

A la hora de prepararse para el tratamiento vas a combinar esta información con la información específica a tu condición que se encuentra en la Guía terapéutica. De esta forma combinas las frecuencias estáticas y eléctricas para lograr mejores resultados en tu tratamiento.

Si tu equipo de PEMF ya trae posiciones indicadas, puedes utilizar esas y acomodar los imanes estáticos en las posiciones indicadas debajo de tu unidad de PEMF. Si vas a hacer tu terapia solo con imanes estáticos, recuerda dejarlos en posición por más tiempo.

# Sistema digestivo

| | | | |
|---|---|---|---|
| Problemas estomacales | A | 17 | S |
| Diarrea/estreñimiento | 14 | 5 | 18 |
| Dispepsia/gases | 6 | 11 | 17 |

# Sistema circulatorio

| | | | |
|---|---|---|---|
| Hipertensión | 11 | 16 | S |
| Arteriosclerosis, derrame | 7 | B | S |
| Anemia | 11 | 16 | S |
| Presión arterial baja | 16 | B | S |

# Sistema musculoesquelético

| | | | |
|---|---|---|---|
| Artritis/reumatismo | Punto | A | S |
| Hernia espinal | 11 | B | Punto |
| Espasmo en hombros | 4 | AB | S |

# Sistema nervioso

| | | | | |
|---|---|---|---|---|
| Neuralgia | Punto | B | S | |
| Parálisis facial | Punto | 16 | B | |
| Neuralgia en brazo | 4 | 10 | 12 | 17 |
| Neuralgia intercostal | Punto | B | S | |
| Ciática | 13 | B | S | |
| Insomnio, ansiedad | 16 | B | 19 | |
| Dolor de cabeza /migraña | 19 | 6 | 16 | |

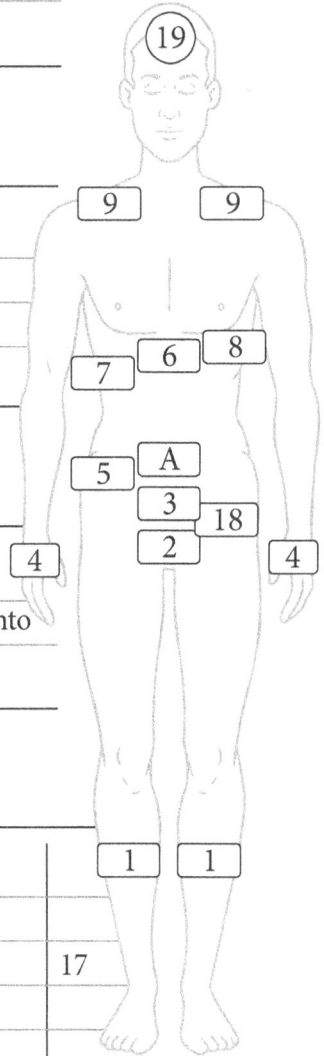

POSICIONES DE IMANES

# Sistema respiratorio

| Asma | 4 | 9 | 15 | S |
|---|---|---|---|---|
| Gripe, bronquitis | Punto | B | 16 | |

# Sistema reproductor

| Constitución fría | 1 | B | S |
|---|---|---|---|
| Irregularidad menstrual | 14 | A | S |
| Prostatitis/uretritis | 2 | 14 | S |
| Impotencia | Punto | 14 | S |

# Sistema urinario

| Riñón | 1 | B | S |
|---|---|---|---|
| Vejiga | 2 | B | S |
| Incontinencia | 2 | 14 | S |

# Otros

| Cansancio visual | Punto | 4 | 16 | |
|---|---|---|---|---|
| Enfermedades de la piel | Punto | 4 | 16 | |
| Quemaduras | Punto | 4 | 16 | |
| Fatiga/cansancio | 4 | A | B | S |
| Bienestar | 4 | A | B | S |
| Hematomas | Punto | | | |
| Dolor de muelas o dientes | Punto | | | |
| Hemorroides | Punto | | | |

POSICIONES DE IMANES

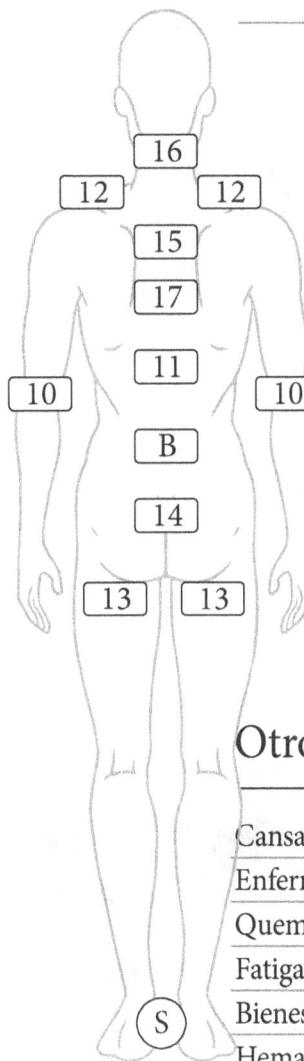

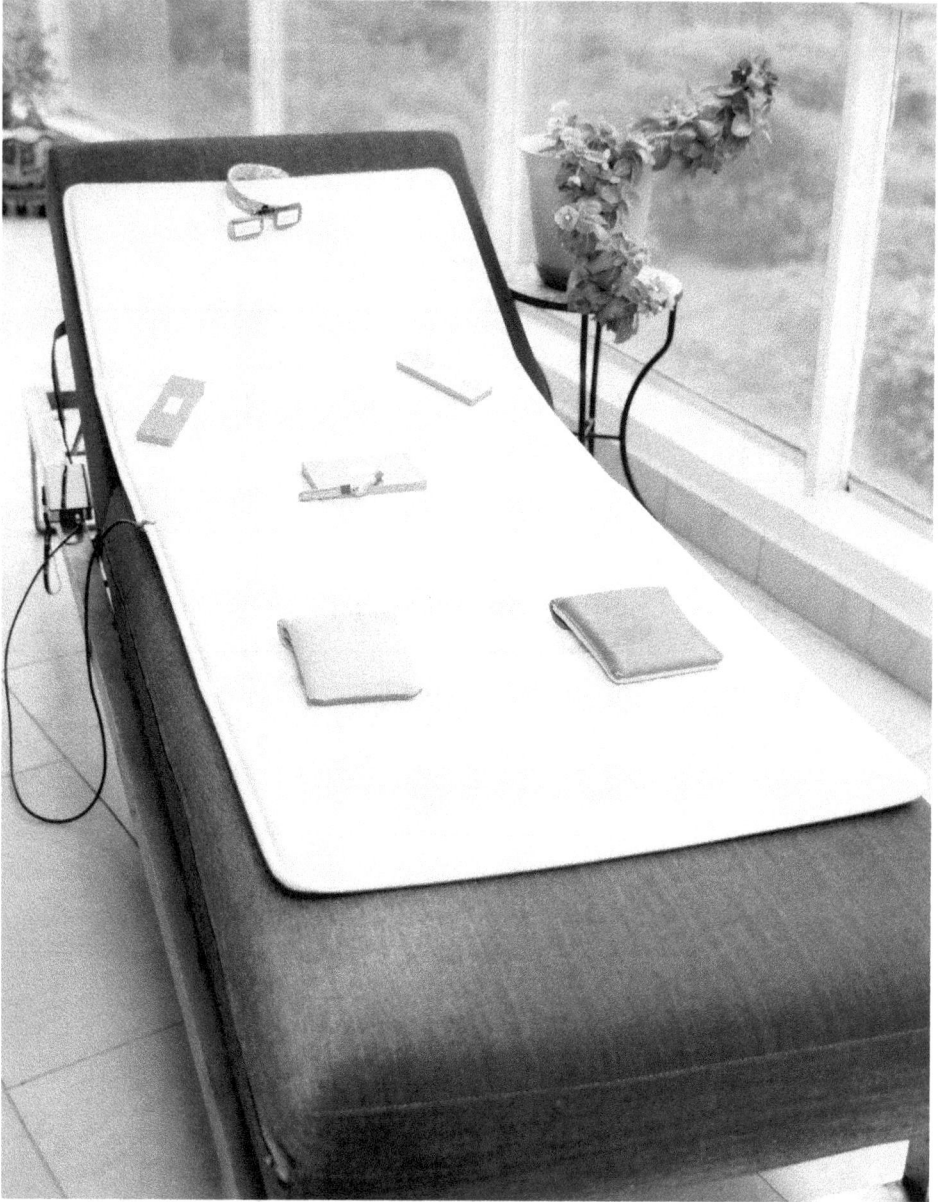

# Configuraciones comunes para utilizar con la terapia de PEMF

## Sistema musculoesquelético

| Situación | Tiempo | Frecuencia |
|---|---|---|
| Afecciones generales matutinas o tempranas | 8 a 10 minutos | 12 a 22 Hz |
| Noche en general (mejor descanso) | 8 a 10 minutos | 2 o 3 Hz |
| Dislocaciones y esguinces | 20 a 30 minutos | 10 Hz |
| Fibromialgia | 20 minutos | 8 a 11 Hz o 15 a 18 Hz |
| Fracturas | 20 minutos | 10 a 20 Hz |
| Hombro paralizado | 20 a 30 minutos | 7 u 8 Hz |
| Disco herniado | 20 a 30 minutos | 16 a 20 o 30 Hz |
| Gota | 20 minutos | 8, 14, 20 o 30 Hz |
| Inflamación por lesión | 20 minutos | 8, 14, o 20 Hz |
| Lesión de ligamentos | 20 minutos | 10 a 15 Hz |
| Lumbago | 15 minutos | 10 a 20 Hz |
| Espasmos musculares | 20 minutos | 30 a 60 Hz |
| Dolor musculoesqueletal | 20 minutos | 10 Hz |
| Osteonecrosis/osteocondrosis | 20 a 30 minutos | 10, 19 o 20 Hz |
| Osteoporosis | 20 minutos | 8, 9, 10, 15 o 19 Hz hasta 66 Hz |
| Osteoartritis | 20 minutos | 8 a 12 o 18 Hz |
| Periostitis | 20 minutos | 6 Hz |
| Pseudoartrosis (no unión) | 20 a 30 minutos | 10 a 20 Hz |
| Artritis reumatoide | 20 minutos | 10 a 20 Hz |
| Ciática | 20 minutos | 16 a 20 Hz |
| Lesión medular | 15 minutos | 12 a 22 Hz |
| Sobreesfuerzo | 15 a 20 minutos | 11 a 15 Hz |
| Tendonitis | 10 minutos | 8 Hz |
| Codo de tenista o de golfista | 10 minutos | 8 Hz |

# Sistema circulatorio

| Situación | Tiempo | Frecuencia |
|---|---|---|
| Angina de pecho | 20 a 30 minutos | 2 a 8 Hz |
| Arteriosclerosis | 15 minutos | 7 a 10 Hz |
| Arritmia | 20 a 30 minutos | 7 u 8 Hz |
| Bradicardia | 20 minutos | 8 a 11 Hz |
| Disfunción circulatoria | 15 minutos | 7 a 10 Hz |
| Disminución de la audición | 20 minutos | 1 a 5 Hz |
| Hipertensión | 20 a 30 minutos (40 - caso crónico) | 1 a 5 Hz |
| Infarto | 20 minutos | 1 a 5 Hz |
| Desordenes linfáticos | 20 minutos | 12 a 22 Hz |
| Suministro sanguíneo deficiente (pie diabético, úlcera) | 20 minutos | 2 a 6 o 20 Hz |
| Síndrome de Raynaud | 20 minutos | 8 a 15 Hz |
| Derrame | 15 minutos | 4 a 12 Hz |
| Taquicardia | 20 minutos | 1 a 5 Hz |

# Sistema digestivo

| Situación | Tiempo | Frecuencia |
|---|---|---|
| Enfermedad de Crohn | 20 a 30 minutos | 8 a 22 Hz |
| Enfermedades dentales y bucodentales | 30 minutos | 30 Hz |
| Diabetes mellitus | 15 a 20 minutos | 2 a 6 o 12 a 22 Hz |
| Inflamación del hígado, páncreas o colon | 20 a 30 minutos | 12 a 22 Hz |
| Hepatitis | 20 a 30 minutos | 12 a 22 Hz |
| Trastornos del metabolismo | 20 minutos | 8 a 11 Hz |
| Úlcera estomacal(sin hemorragia) | 12 minutos | 10 a 20 Hz |
| Dolores de estómago | 12 minutos | 10 Hz |

# Sistema nervioso/afección neurológica

| Situación | Tiempo | Frecuencia |
|---|---|---|
| Enfermedad de Alzheimer | 20 a 30 minutos | 2 a 8 Hz |
| Síndrome del túnel carpiano | 10 minutos | 6 a 20 Hz |
| Depresión | 10 minutos | 3 a 20 Hz |
| Demencia precoz | 20 a 30 minutos | 12 a 22 Hz |
| Dolores de cabeza | 15 minutos | 3 a 6 o 10 Hz |
| Hiperactividad | 10 minutos | 8 a 11 Hz |
| Migrañas | 20 minutos | 8 a 11 Hz |
| Esclerosis múltiple | 20 a 30 minutos | 5, 13 o 20 Hz |
| Dolor en los nervios | 10 minutos | 6 Hz |
| Ataques de pánico | 20 minutos | 15 a 26 Hz |
| Enfermedad de Parkinson | 20 a 30 minutos | 20 Hz |
| Sensibilidad a los frentes meteo-rológicos | 10 minutos | 11 a 15 Hz |
| Trastornos del sueño/insomnio | 10 a 20 minutos | 1 a 5 Hz |
| Estrés | 15 minutos | 3 a 5 Hz |
| Acúfenos | 20 minutos | 10 Hz |

# Sistema respiratorio

| Situación | Tiempo | Frecuencia |
|---|---|---|
| Alergias | 10 minutos | 5 a 10 Hz |
| Asma | 20 minutos | 7 a 10 o 12 a 15 Hz |
| Bronquitis | 12 minutos | 4 a 12 Hz |
| Rinitis alérgica (hay fever) | 20 a 30 minutos | 12 a 22 Hz |
| Neumonía, enfermedades respiratorias | 20 a 30 minutos | 12 a 22 Hz |
| Tuberculosis (Tb) | 12 minutos | 4 Hz |

# Otros

| Situación | Tiempo | Frecuencia |
|---|---|---|
| Blefaritis crónica | 20 a 30 minutos | 1 o 2 Hz |
| Fatiga crónica | 20 a 30 minutos | 12 a 22 Hz |
| Dolor pélvico crónico | 20 minutos | 5 a 7 Hz |
| Cistitis | 20 minutos | 5 a 8 Hz |
| Detoxificación | 20 minutos | 8 a 11 Hz |
| Disfunción eréctil | 20 minutos | 6 Hz |
| Glaucoma, atrofia del nervio óptico | 20 a 30 minutos | 12 a 22 Hz |
| Inflamación ginecológica | 20 minutos | 8 a 11 Hz |
| Dolores menstruales | 20 minutos | 5 a 7 Hz |
| Prostatitis | 10 a 15 minutos | 2 a 8 Hz |
| Psoriasis | 20 a 30 minutos | 12 a 22 Hz |
| Descansar y relajarse | 20 minutos | 8 a 11 Hz |
| Revitalizar | 20 minutos | 12 a 22 Hz |
| Reforzar la inmunidad | 20 minutos | 8 a 11 Hz |
| Lupus eritematoso sistémico (LES) | 20 minutos | 12 a 22 Hz |
| Hematomas | 15 minutos | 10 Hz |
| Quemaduras | 20 minutos | 8 a 11 Hz |
| Dolor asociado a la cicatrización de heridas | 15 minutos | 11 a 15 o 17 Hz |
| Dolor fantasma | 15 minutos | 16 a 19 Hz |
| Sanación de heridas | 15 minutos | 1 a 5 Hz |

# Guía terapéutica

Esta guía incluye recomendaciones de Irma Sierra, derivadas de su práctica personal y años de experiencia.

1. *Abscesos:* Aplica el polo norte negativo del imán a la zona afectada durante quince minutos, de tres a cuatro veces al día. Prepara agua polarizada y utilízala para lavar la zona afectada.

2. *Acidez/baja alcalinidad:* Encuentra el punto focal del dolor y aplica el polo norte negativo del imán. Bebe agua magnetizada con el polo norte negativo. La terapia PEMF también es una buena opción.

3. *Acné:* Aplica cualquier imán durante treinta minutos sobre la zona afectada. También, magnetiza el astringente con un imán tipo dómino y aplícalo con un algodón tres veces al día. La mascarilla facial es estupenda para el acné severo ya que aplica energía magnética negativa a toda la cara, atacando la infección en múltiples puntos. Bebe agua magnetizada del polo norte negativo en abundancia y lava las zonas afectadas. La dieta, especialmente las alergias a los productos lácteos, también puede ser un factor a tener en cuenta.

4. *Adicción:* Aumenta el uso del polo norte negativo en la vida diaria para mantener la salud, de modo que puedas restaurar y calmar la estimulación del campo magnético positivo y la sobrecarga del cerebro y el cuerpo. Haz la rutina nocturna y duerme con imanes. Utiliza imanes cerámicos y aplícalos en cualquier zona con molestias, además del hígado, el páncreas y el diafragma. Otra manera de aumentar energía del polo norte negativo es aplicar dos imanes de dómino en ambas sienes (derecha e izquierda), justo encima y delante de las orejas, para calmar el estado emocional durante la fase de abstinencia *(withdrawal)*.

5.  *Alcoholismo:* Aplica el polo norte negativo encima del hígado, el páncreas, el diafragma y en la nuca (en la base del cráneo) para ayudar con los efectos secundarios de la abstinencia *(withdrawal)*. Bebe agua magnetizada con el polo norte negativo.

6.  *Alergias:* Las reacciones inmunológicas pueden ser generales, por lo que pueden afectar al bazo, el timo, los ganglios linfáticos o los senos paranasales, la garganta, los pulmones, el tracto gastrointestinal, la piel, los ojos y el cerebro. La energía magnética negativa puede ayudar a normalizar la respuesta inmunitaria, reducir la hinchazón y contrarrestar las respuestas inflamatorias alérgicas. Si es nasal la mascarilla facial es excelente. Pero, también puedes aplicar un imán negativo sobre la frente o el tabique nasal durante veinte minutos diarios más si se encuentra en fases agudas.

    a) *Alergias de la piel:* Aplica el imán sobre el área afectada y una crema para el cuerpo si estás usando una. Pon la crema sobre el polo norte negativo del imán cuando no la estés usando.

    b) *Alergias oculares:* Los protectores oculares del Dr. Sierra son excelentes para las reacciones oculares. Aplícalo con los ojos cerrados de quince a treinta minutos.

    c) *General:* Aplica el imán N-2 dos veces al día sobre el bazo y el N-1 sobre el timo. Bebe mucha agua magnetizada.

7.  *Amenorrea (menstruación escasa o ausencia de menstruación):* Aplica el polo norte negativo a la zona pélvica para ayudar a disminuir el dolor si es necesario. Aplica el polo sur positivo del imán en la zona pélvica durante treinta a sesenta minutos dos veces al día. Reequilíbrate con el polo norte negativo. Bebe agua magnetizada con el polo norte negativo. Recomiendo que tomes suplementos nutricionales de vitaminas B, C y D.

8.  *Amputaciones:* Muchos amputados sufren un fenómeno llamado dolor fantasma, es decir, sienten dolor en un miembro que les fue extirpado. Muchos de estos pacientes tienen problemas vasculares. Las investigaciones demuestran que, en muchos casos, los imanes pueden mejorar el flujo sanguíneo en el muñón y hacer desaparecer el dolor fantasma (Casale et al, 2009; Pasek et al, 2012.).

9. **Anemia:** El uso de pulseras magnéticas, sin importar el tipo o la polaridad, ayudará a fortalecer el hierro en el sistema. Bebe mucha agua magnetizada del norte y sur —el lápiz será lo mejor.

10. **Angina:** Es esencial que tengas un diagnóstico profesional. Lleva un pequeño imán de polo norte negativo encima del corazón (se puede llevar en el bolsillo de la camisa o del pecho o pegado a la ropa sobre el corazón). Dejar de usarlo inmediatamente si se experimentan molestias. Bebe agua magnetizada con el polo norte negativo. No utilices esta técnica si tienes un marcapasos.

11. **Anorexia:** Aplica el polo sur positivo del N-1 a la parte superior del abdomen o sobre el segmento torácico T10 y T11 en línea con el ombligo durante treinta minutos. Reequilíbra la zona con el polo norte negativo durante treinta minutos tras el uso del polo sur positivo. También se puede llevar el polo sur positivo del soporte (envoltura) magnético en la muñeca izquierda o agarrar un cilindro magnético en la mano izquierda. Bebe agua magnetizada con el polo norte negativo y sur positivo —el lápiz magnético es lo mejor para esto.

12. **Ansiedad:** Aplica el polo norte negativo de un imán tipo dómino sobre la zona del estómago y otro sobre las vértebras cervicales inferiores durante quince a treinta minutos dos veces al día o cuando sea necesario. El collarín también es bueno. Bebe agua magnetizada con el polo norte negativo. También, lleva a diario una pulsera magnética hecha a base de polo norte negativo.

13. **Apendicitis:** Busca atención médica inmediatamente. Mientras tanto, para el dolor, usar el polo norte negativo sobre el apéndice. Si está inflamado y no hay que operar, se puede aplicar diariamente durante 45 minutos dos veces al día. Utiliza el paño *(pad)* magnético flexible, N-1, con dóminos o el soporte de la espalda frente a la parte inferior derecha del abdomen. Bebe agua magnetizada con el polo norte negativo.

14. **Arritmia:** Es imprescindible un diagnóstico profesional. Se puede utilizar la terapia magnética o un pequeño imán de polo norte negativo sobre el corazón (puede llevarse en el bolsillo de la camisa, en el pecho o pegado a la ropa sobre el corazón). Suspende inmediatamente

su uso si experimentas molestias. Bebe agua del polo norte negativo. No utilices esta técnica si tienes un marcapasos.

15. *Arrugas:* Sugiero utilizar imanes como tratamiento general para fortalecer el campo magnético del cuerpo, a pesar de que las acciones se manifiesten en la superficie de la cara y el cuello. Puedes incorporar los protectores oculares magnéticos Sierra, una máscara facial magnética durante aproximadamente treinta minutos en la mañana y otros treinta minutos en la noche. Incluso puedes realizar una tercera sesión durante el día si lo consideras necesario. Posteriormente, recomiendo que te enjuagues el rostro con agua magnetizada o una loción magnetizada con el polo norte negativo. Además, sugiero que duermas con un imán, ya que esto puede contribuir a reducir los signos del envejecimiento y a mantener una sensación de juventud.

16. *Arterias carótidas:* Estas pueden tratarse utilizando el collarín con dos imanes en forma de dómino orientados hacia el norte, a un lado de la zona de la garganta.

17. *Artritis reumatoide:* Para abordar la artritis reumatoide, que es una afección inflamatoria crónica, se sugiere colocar el polo norte negativo en las muñecas y cualquier articulación que esté inflamada o con dolor. Duerme con los soportes (envolturas) en las áreas afectadas y en una colchoneta magnética de polo norte negativo. Utiliza plantillas magnéticas de polo norte negativo en los zapatos. Además, se recomienda beber agua magnetizada con el polo norte negativo. Consulta también las secciones de Artritis y Enfermedades autoinmunes.

18. *Artritis:* Hay una variedad de soportes disponibles para todas las articulaciones del cuerpo. Se puede empezar con una cama magnética si hay dificultades de movimiento, o incluso utilizar un simple soporte para la muñeca, rodilla, cuello o espalda. El dolor a menudo está vinculado a la inflamación, y aplicar un imán directamente puede reducirla. Si experimentas un aumento en el dolor, hay que proceder por poco tiempo y luego incrementar gradualmente su uso. En algunos casos de artritis, como la artritis reumatoide, puede haber acumulación de líquido en la articulación, y el imán podría atraer líquido adicional, aumentando así el dolor, aunque esto no ocurre con frecuencia. También es útil mover el imán a diferentes áreas.

Todos deberíamos considerar usar al menos una pulsera magnética. Los anillos magnéticos son excelentes para tratar la artritis en un dedo. Además, es recomendable beber agua magnetizada. Para detener una afección, se puede aplicar directamente la superficie del polo norte negativo del imán en contacto con la piel sobre la zona afectada. Rueda regularmente bolas magnéticas (de ambas polaridades) en las manos u otras partes del cuerpo es muy efectivo para tratar las afecciones artríticas, especialmente en las manos y los dedos. Colocar el polo norte negativo de un imán sobre una zona inflamada de forma regular puede ser clave para mejorar, especialmente en casos de artritis en manos y pies.

19. **Asma:** Utiliza un imán de polo norte negativo sobre el pecho para cubrir los bronquios y a la misma altura en la espalda puede ayudar en estas afecciones. Además, duerme sobre un colchón magnético puede ser beneficioso. Pueden pasar varios días antes de que la respiración vuelva a la normalidad, y los imanes pueden llevarse continuamente durante ese tiempo. Se aplica el polo norte negativo al pecho, sobre el esternón, dos pulgadas debajo de las clavículas. En la espalda, sobre las áreas T2-T5, aplica energía positiva sur. Dos fichas de dómino o pequeños paños (pads) flexibles son suficiente. Hay que retirar el polo norte negativo del esternón con el inicio del broncoespasmo (agudo), luego se vuelve a aplicar por quince a treinta minutos después del espasmo para ayudar a disminuir la inflamación y la hinchazón. Bebe agua magnetizada con el polo norte negativo.

20. **Aterosclerosis:** El endurecimiento de las arterias puede resultar en una disminución de la circulación hacia el cerebro, el corazón y las extremidades. Por lo tanto, la aplicación de terapia magnética negativa a la sangre previene que los materiales grasos o ácidos grasos se adhieran a las paredes arteriales, evitando la formación de placas e inflamaciones en su interior. En algunos casos, esta terapia ha logrado revertir el proceso de la enfermedad. Utiliza imanes sobre el ombligo, como el N-1, paños (pads) flexibles o soportes (envolturas) para la espalda durante una hora al día. Esto puede incrementar la polaridad negativa de los vasos sanguíneos. También puedes colocar el imán N-1 o N-2 en la bifurcación de la aorta, es decir, en el lado derecho e izquierdo del área de la ingle donde la pierna se une al cuerpo. Además, utilizar joyas magnéticas con polo norte negativo en tobillos y

muñecas magnetiza la sangre mientras realizas otras actividades. Para beneficiar al cerebro, duerme con un imán debajo de la almohada. El collarín y la banda de memoria del Dr. Sierra o el imán cerámico N-1 o N-2 en la base del cráneo colocado debajo de una almohada son opciones recomendadas. Usa un imán sobre el corazón (si no se tiene marcapasos o desfibrilador), pero no por más de treinta minutos seguidos. Las plantillas magnéticas, de ambos polos si no hay dolor, hipertensión o varices, pueden mejorar la circulación en las piernas. Las plantillas con el polo norte negativo funcionarán de la misma manera. Utilizar imanes en todo el cuerpo se considera la mejor manera de prevenir este problema de salud.

21. *Atrofia:* Siéntate encima de un cojín magnético alternando entre el polo norte negativo y sur positivo durante ocho a diez horas. Utiliza también plantillas magnéticas y, si es posible, sostén un cilindro en las manos durante quince minutos cada uno. Al dormir con imanes en la cama sugiero alternar los polos, con cinco días con el polo norte negativo arriba y dos días con el polo sur positivo arriba. Es importante analizar y ajustar la polaridad según tu debilidad en comparación con tu fuerza. Utiliza las plantillas magnéticas con ambas polaridades y bebe mucha agua magnetizada, tanto del polo norte negativo como del sur positivo. El uso de un lápiz magnético puede ser una opción práctica.

22. *Blefaritis/conjuntivitis:* Para la inflamación de los párpados se puede aplicar las gafas magnéticas de Dr. Sierra o la máscara ocular o facial por quince a treinta minutos por la mañana y por la noche. Aplícalas una tercera vez durante el día si es necesario. Si no tienes estos artículos disponibles, puedes aplicar los imanes de polo norte negativo alrededor de los ojos durante quince minutos cada dos o tres horas. Debes hacer lavados oculares con agua magnetizada con el polo norte negativo y aplicarte crema para los ojos también magnetizada cada dos o tres horas.

23. *Bronquitis:* Coloca el polo norte negativo contra la nariz, luego la garganta, y después los pulmones, por ocho minutos en cada localización. Dependiendo del nivel del dolor, aplica con frecuencia.

24. **Bursitis:** Es una inflamación muy dolorosa, que se produce con más frecuencia en las articulaciones del hombro o de la cadera. Aplica tres o cuatro puntos magnéticos alrededor de la articulación para una terapia constante de veinticuatro horas. Puedes aplicar un bendaje que dure de tres a cinco días. Pueden usarse mientras se duchan, por lo que no es necesario volver a aplicarlos a menudo. Los imanes son reutilizables. Nota: Sentir alivio podría tomar semanas, sin embargo, la movilidad volverá antes de eso. Mientras tanto, debes descansar y evitar las actividades extenuantes.

25. **Caída del cabello:** Estimular los folículos pilosos con un cepillo magnético es muy beneficioso para el crecimiento del cabello. Cepíllate con el cepillo magnético en áreas con pérdida de cabello y podrías ver algún grado de recuperación capilar. Sin embargo, los resultados van a depender de la causa subyacente de la pérdida de cabello y de cuán constante se cepilla el pelo con el cepillo magnético. Utilízalo a diario.

26. **Cáncer:** Los imanes N-1 o N-2 son diseñados con el polo norte negativo en un lado de la cara y el sur positivo en el otro lado. Tienen sobre 3,000 gauss y se pueden mantener hacia el cuerpo durante largos períodos de tiempo. La investigación de Roy Davis (ver cartas en el capítulo de La historia de Sierra y Davis) recomienda cuarenta y cinco minutos tres veces al día durante tres semanas sobre el área del cáncer. El tiempo se determina según su tamaño. Por ejemplo, si el cáncer es de seno, el imán tipo dómino de polo norte negativo se acomoda dentro del sostén o se sujeta con cinta adhesiva. En dos ocasiones, mi esposo y yo hemos sido conferenciantes, siguiendo el paso de Ralph, en el *Cancer Control Society* donde hablamos de lo esencial que es el polo norte negativo para tratar esas células cancerosas, y la importancia de atacarlas lo más pronto posible para brindar la esperanza de controlar su crecimiento. Una observación importante es que a cada paciente que recibimos que está bajo tratamiento de quimioterapia le recomendamos llevarse el imán N-1 y aplicárselo sobre su estomago mientras recibe esta terapia. Esto se hace para reducir y hasta evitar cualquier síntoma que viene a causa de estar expuesto a químicos nocivos en el día a día. Puedes encontrar nuestra conferencia en la sección de referencias (Sierra & Jarrot Quiropractica y Biomagnetismo, 2017).

27. **Candidiasis:** Debes tratar esta condición como una infección. Siéntate en una silla o cojín magnético N-1 de polo norte negativo por una hora dos a tres veces al día para ayudar a aliviar los síntomas.
Si sigues utilizando imanes, sentirás y experimentarás menos recurrencia o hasta que desaparezcan por completo.

28. **Cardiopatía/angina de pecho:** No utilices esta técnica si tienes un marcapasos. En casos de debilitamiento del corazón, los músculos cardíacos pueden debilitarse, causando soplos o reducción en la frecuencia cardíaca. En estos casos, recomiendo aplicar el polo sur positivo durante diez minutos dos veces al día, preferiblemente en las mañanas y las noches, para mejorar las válvulas debilitadas del corazón. Para tratar la angina de pecho y para normalizar irregularidades cardíacas como taquicardias, palpitaciones y arritmias, puedes utilizar un imán de polo norte negativo de baja potencia (400 a 700 gauss), como un paño *(pad)* flexible. También sugiero sostener un imán cilíndrico en la mano derecha. Recomiendo llevar una pulsera magnética hecha a base de polo norte negativo para ayudar a controlar los latidos anormales del corazón y para calmar el brazo derecho. Los imanes pueden tener efectos positivos en la función circulatoria, como la dilatación de los vasos sanguíneos, mejor oxigenación de los tejidos y la reducción de la adhesividad de la sangre y de las plaquetas. Además, la terapia magnética puede ayudar a deshacer obstrucciones en diferentes partes del cuerpo, como las arterias en las extremidades inferiores, el cuello y los vasos sanguíneos de las manos y brazos. Esta terapia puede prevenir o mejorar condiciones cardíacas como la cardiopatía isquémica, la angina de pecho y la insuficiencia cardíaca.

29. **Caspa:** Magnetiza los productos de cuidado para el pelo con el polo norte negativo y bebe mucha agua magnetizada negativamente.

30. **Cataratas:** La mejor manera de utilizar las gafas magnéticas de la Dra. Sierra es tenerlas puestas durante diez a quince minutos una o dos veces al día. Guarda un día de reposo para que no las utilices. Esa práctica ha demostrado ser más efectiva en general. En casos más graves, el tiempo de uso puede aumentar hasta treinta minutos por sesión. Al llevar las gafas, es recomendable que estés sentado o acostado. Aprovecha el momento para descansar, relajarte e incluso meditar. A lo largo de la investigación del Dr. Sierra, que duró unos once

años, comparado con mis cuarenta años de investigación y los años de venta de estas gafas magnéticas, he observado mejoras en aproximadamente un 80% de los casos, mientras que el 20% no muestra una mejora aparente. La investigación también indica que en casos de glaucoma se ha visto una notable disminución en la presión intraocular. Puedes tardar días hasta semanas o meses en ver los resultados, pero los verás si eres consistente.

31. ***Celulitis/depósitos de grasa:*** La energía del polo norte negativo es alcalina y neutraliza el ácido del tejido adiposo, disolviendo así la sustancia. Aplica imanes directamente sobre los tejidos adiposos de los muslos, las nalgas y la parte superior de los brazos durante las horas de sueño para disolver la celulitis. Bebe mucha agua magnetizada con el polo norte negativo. Cambia la dieta, añade ejercicio y masajes a tu rutina. Verás resultados, pero no tan pronto como los deseas. ¡Los procesos buenos y efectivos toman tiempo!

32. ***Cervicitis:*** Aplica un imán de polo norte negativo en el hueso púbico. Luego siéntate sobre un imán de polo norte negativo durante cuarenta minutos dos o tres veces al día. Beber agua magnetizada con el polo norte negativo.

33. ***Ciática:*** Para el tratamiento de la ciática, que se caracteriza por dolor nervioso que irradia desde la parte baja de la espalda hasta la pierna, recomiendo colocar un imán negativo en cada punto doloroso. Sugiero el uso de una plantilla magnética para atraer el dolor hacia abajo, y el polo sur positivo en la suela también puede ser beneficioso. Masajea el gluteó y la pantorrilla con estimuladores musculares magnéticos para liberar la compresión del nervio ciático.

34. ***Cirugía:*** Antes de someterte a una cirugía, usa los imanes veinticuatro a cuarenta y ocho horas antes del procedimiento en el área de la incisión, lo que podría resultar en un período postoperatorio más efectivo. Además, el uso continuo de imanes en una herida después de la aplicación de puntos de sutura puede acelerar el proceso de cicatrización *(Post-Surgery Recovery and Rehabilitation | www.neomedinstitute.com,* n.d.).

35. *Cistitis:* Recomiendo beber mucha agua magnetizada con el polo norte negativo y sentarse en una colchoneta magnética o sobre el N-1 de polo norte negativo durante un mínimo de tres horas, por lo menos por treinta minutos por sesión. También puedes usar imanes cerámicos en los riñones, la vejiga y los uréteres de una a tres horas diarias o de forma continua hasta que los síntomas mejoren y desaparezcan. Puedes añadir un cinturón magnético para la espalda pero poniéndolo sobre el abdomen.

36. *Coágulos de sangre:* Aplica un imán negativo directamente sobre el coágulo de sangre. Esto tiende a reducir lentamente el coágulo. Utiliza un imán de dómino, un punto magnético o un soporte (envoltura) de pierna. No hay que aplicarla fuertemente encima o alrededor de la zona. El coágulo deberá empezar a disolverse.

37. *Codo de tenista:* Para el codo de tenista, recomiendo utilizar constantemente un soporte (envoltura) magnético de codo hasta que el dolor disminuya. También puedes prevenir el codo de tenista con el uso de este soporte, especialmente si se practican deportes o si ha habido lesiones previas en el codo. Agrega un imán de tamaño 1" x 2" en el lado norte del área del codo, evitando la proximidad a la caja torácica. Es muy beneficioso. Antes y después de jugar tenis o golf, se aconseja aplicar tratamiento en el codo durante treinta minutos diarios durante seis semanas, seguido de treinta minutos diarios durante cuatro semanas.

38. *Colesterol y triglicéridos altos:* Recomiendo aplicar imanes en todo el cuerpo para favorecer la circulación sanguínea integral. La energía negativa alcalina actúa contra los ácidos grasos, neutralizando el desequilibrio magnético negativo/positivo en la sangre. Por lo tanto, es beneficioso aplicar imanes durante el día y la noche. Un consejo adicional es que magnetices tu cama y utilices joyas magnéticas. Sugiero también realizar cambios en la dieta y consumir abundante agua magnetizada.

39. *Culebrilla:* Sugiero aplicar imanes cerámicos en la parte frontal y posterior del cuerpo en las terminaciones nerviosas si la erupción afecta la zona de las costillas del pecho. Si la erupción es en la cara, recomiendo colocar imanes cerámicos sobre la zona afectada durante

al menos tres horas al día o con la frecuencia necesaria para aliviar los síntomas. En las erupciones, recomiendo presionar gazas o algodón con vinagre de cidra de manzana diluido en agua magnetica de polo norte negativo de dos a tres veces diarias. He visto que la piel puede sanar sin cicratizacion. Recibe un ajuste quiropractico para disminuir o aliviar el dolor ocasionado por la neuritis intercostal. Suplementa tu tratamiento con vitamina B-12 sublingual.

40. *Degeneración macular:* Aconsejo aplicar el polo norte negativo en los ojos durante diez minutos, tres veces al día. Además, utiliza los espejuelos magnéticos o una máscara ocular de polo norte negativo por la noche o durante el día en períodos cortos. También recomiendo beber agua magnetizada con el polo norte negativo.

41. *Depresión:* Debes dormir con un imán bajo la almohada o en una cama magnética. Las joyas magnéticas en la mano izquierda pueden ayudar si la depresión viene acompañada de ansiedad. Cuando los imanes se colocan alrededor de la cabeza, ayudan a levantar el estado de anímico y promueve la relajación. Beber agua magnetizada con el polo norte negativo también ayudará. La terapia PEMF transcraneal para la depresión está aprobada por la FDA.

42. *Dermatitis:* Como los imanes reducen la hinchazón de cualquier tipo, los puedes poner en cualquier zona donde la piel esté inflamada, enrojecida o hinchada. Piel inflamada, enrojecida y con picor recibe resultados favorables.

43. *Desface de horario (jet lag):* Llevar imanes dentro del avión, especialmente en forma de joyas magnéticas o almohadas magnéticas de viaje, ayuda a reducir los síntomas. Bebe agua polarizada y utiliza los imanes tan pronto como sea posible después del vuelo.

44. *Diabetes:* Aplica el polo sur positivo de un imán de dómino en la parte superior izquierda del abdomen, a 2" directamente debajo del pezón, durante treinta minutos dos veces al día. Esto ayuda a bajar el nivel de glucosa en sangre. Sugiero monitorear la azúcar por si es necesario bajar la intensidad de la terapia magnética para evitar un bajón de azúcar. Bebe agua magnetizada con el polo norte negativo.

45. **Dientes y encías:** Exponer tus dientes a un imán durante treinta minutos, dos veces al día, ha demostrado reducir, detener o eliminar el dolor que podría ser causado por la presión en los nervios, inflamación de los tejidos, problemas en órganos o fracturas en la zona afectada del cuerpo. Para problemas dentales específicos como caries, encías infectadas, raíces infectadas, hinchazón, depósitos de pus, encías blandas y dientes flojos, se ha informado que la aplicación de un imán durante treinta a cuarenta minutos, dos veces al día, brinda beneficios. Esto se puede lograr colocando un vendaje o una máscara facial magnética. El dolor generalmente disminuye después de tres o cuatro aplicaciones, la hinchazón se reduce en dos días y los dientes flojos pueden mejorar en varias semanas, dependiendo de la causa y la condición. Para aliviar el dolor de muelas, recomiendo colocar el polo norte negativo de forma continua sobre la zona afectada (la mejilla) y complementar con gárgaras y agua magnetizada con el polo norte negativo. Para situaciones como la extracción de las muelas del juicio, sugiero aplicar un imán inmediatamente después de la cirugía, especialmente sobre el área afectada por el hielo. Es importante tener en cuenta que el polo norte negativo puede requerir una mayor profundidad de penetración si se pone sobre el hielo.

46. **Discos abultados o herniados:** Los problemas en los discos son una preocupación común en el campo de la quiropráctica. Trata de contar siempre con un soporte magnético para la espalda y llevar siempre el paño *(pad)* magnético flexible, ya que complementa cualquier terapia. Para abordar el punto dolorido, también se pueden aplicar puntos magnéticos. En caso de que el dolor irradie hacia las piernas, es recomendable usar plantillas magnéticas. Dormir sobre un cojín o colchón magnético puede ser beneficioso. Además, puedes modificar un cojín de asiento con imanes para que te puedas sentar encima de él. Es importante tomar suplementos para hidratar la zona afectada y beber mucha agua magnetizada para mantener el cuerpo en óptimas condiciones.

47. **Diverticulitis:** Para aliviar el dolor se aplica el polo norte negativo del imán a la zona afectada. Puedes llevar un soporte (envoltura) magnético puesto en la espalda durante todo el día y también puedes dormir con ella orientada hacia el abdomen. Es importante beber de

seis a ocho vasos de agua polarizada negativamente al día. En caso de estreñimiento, coloca el polo sur positivo en la parte inferior izquierda del abdomen durante treinta minutos y luego retiralo. El equilibrio se restablece utilizando el polo norte negativo después de usar el polo sur positivo del imán. También recomiendo el uso del paño *(pad)* magnético del polo norte negativo.

48. ***Dolor de espalda:*** Este dolor puede aliviarse de manera efectiva mediante la aplicación de polo norte negativo. Esto se logra con el soporte (envoltura) magnético para la espalda. Es importante considerar la longitud necesaria para que la energía magnética recorra todo el cuerpo. En algunos casos es necesario añadir otro paño *(pad)* magnético o un imán N-1 o N-3 para mejorar más rápidamente las molestias.

49. ***Dolor de garganta, amigdalitis:*** Para el dolor de garganta y la amigdalitis, usa el collarín. Recomiendo aplicarla con el polo norte negativo hacia la garganta, incluso en casos de infección. Si una o ambas glándulas laten de la incomodidad, añade al collarín magnético un imán dómino y acomoda ambos imanes sobre la glándula que molesta. Si no tienes infección pero te duele la garganta, sugiero aplicar durante quince a veinte minutos el polo sur positivo del imán dómino. También aconsejo beber mucha agua magnetizada.

50. ***Dolor de oídos:*** Posiciona un imán tipo dómino sobre el oído afectado y duerme de ese lado con la oreja apoyada en la almohada. Asegurate de tener el imán debajo. También puedes utilizar imanes en la garganta, el cuello y la nuca. Déjalos puestos hasta que sientas alivio. En algunos casos, es posible que el dolor aumente drásticamente antes de que desaparezca por completo. Aplica un imán del polo norte negativo sobre cada oído durante veinte a treinta minutos, dos o tres veces al día.

51. ***Dolor de rodilla:*** Sugiero que apliques el polo norte negativo del imán a la zona afectada. Utiliza rodilleras magnéticas o imanes de polo norte negativo. En lesiones deportivas debes de tener cuidado con tu proceso de recuperación. Aunque te sientas mejor rápidamente, no significa que has sanado por completo. Debes permitir que la lesión sane por completo antes de volver a tu rutina deportiva regular.

52. *Dolores de cabeza/migrañas:* Coloca los imanes de polo norte negativos en las áreas de la cabeza que más te duelen. También puedes posicionarlo sobre la zona occipital y en el área del trapezio. La máscara facial es beneficiosa para relajar los músculos faciales y ayuda con problemas nasales como la sinusitis o la disfunción temporomandibular (ATM) relacionados con el estrés. Los masajes magnéticos son excelentes para ayudar a relajar el área y liberar las toxinas que tienden a acumularse en los músculos de la cara, el cuello y los hombros. La máscara de ojos es buena para calmar los dolores de cabeza frontales y las migrañas porque bloquean la luz de los ojos.

53. *Eczema:* Aplica el polo norte negativo del imán en la zona afectada durante tres horas, bebe y lava la zona con agua magnetizada con el polo norte negativo.

54. *Edema:* Si tienes edema debes considerar la posibilidad de que tengas una enfermedad subyacente. Es necesario evaluar tu condición con un profesional de la salud y aplicar terapia magnética. Situaciones como la hinchazón de brazos o piernas causada por la reducción del flujo de retorno sanguíneo o linfático requiere atención especial. Coloca los imanes directamente sobre la zona afectada. Si la hinchazón está asociada con tejido cicatricial o con una lesión cerca de la obstrucción, coloca los imanes de cerámica directamente sobre la obstrucción para estimular una resolución. Para el edema en los tobillos, además de elevar las piernas, utiliza tobilleras de polo norte negativo y asegúrate de hidratarte con agua polarizada.

55. *Enfermedad de células falciformes (ECF):* El objetivo de la terapia magnetica aquí es mejorar la oxigenación, disminuir la sedimentación de los glóbulos rojos anormales, reducir el riesgo de infección, disminuir cualquier inflamación asociada y ayudar a la reparación de los tejidos y el período de recuperación. Dado a que todo el sistema vascular está involucrado, recomiendo la terapia PEMF en el cuerpo entero. No es sabio esperar que la terapia PEMF revierta la anemia de células falciformes por completo, pero se ha encontrado que es un tratamiento útil, especialmente para manejar el dolor asociado.

56. *Enfermedad de Lyme:* Sugiero inicialmente que visites a un especialista en tu condición. Recomiendo que revises las secciones sobre

fibromialgia y enfermedad autoinmune, así como las secciones sobre el corazón, el riñón, el hígado y la artritis. La combinación de terapias magnéticas estáticas y pulsantes tiene como objetivo disminuir la inflamación, mejorar la función y los síntomas, y promover la curación del cuerpo.

57. *Enfermedad de Parkinson (PD):* Sugiero incluir sesiones quiroprácticas en tu rutina para liberar sistema nervioso y estimular constantemente el líquido cefalorraquídeo. Esta enfermedad afecta principalmente la funcion de las células nerviosas vitales y las neuronas cerebrales, principalmente en el área del cerebro que se llama *substantia nigra*. Para esto recomiendo el uso de imanes estáticos y terapia magnética pulsante en el área afectada. Sugiero una colchoneta de cuerpo completo con una alta frecuencia para estimular tanto el cerebro como los nervios y el abdomen. Además, colorcar imanes N-1 de polo norte negativo debajo de la almohada y en los pies ayudará a promover la buena circulación. Aconsejo la terapia PEMF durante treinta minutos dos veces al día junto con los otros tratamientos que he recomendado aquí. Es importante destacar que la terapia PEMF y con imanes estáticos ha sido una contribución valiosa de la tecnología para tratar la enfermedad de Parkinson, y puede ayudar a disminuir y retrasar la progresión de la enfermedad.

58. *Enfermedad de Raynauds:* Recomiendo posicionar el polo norte negativo en las muñecas, utilizar plantillas magnetizadas de polo norte negativo en los zapatos y beber agua magnetizada con el polo norte negativo o mangetizada con ambos polos.

59. *Enfermedad del hígado:* Esta condición requiere diagnóstico y tratamiento de un especialista. Puedes utilizar la terapia magnética como complemento. También pueden encontrar más información sobre esta condición en las cartas de Sierra y Davis. Para problemas relacionados con el hígado, sugiero aplicar el polo norte negativo en la parte superior derecha del abdomen, debajo de la caja torácica, directamente sobre el hígado. Recomiendo hacerlo durante treinta a cuarenta y cinco minutos, tres veces al día. En casos menos avanzados, dos veces al día puede funcionar también. Una vez que sientas mejoría, puedes bajar a treinta minutos por la mañana y por la noche. Además, duerme

con un colchón o cojín magnético cuando puedas, es extremadamente beneficioso. Puedes también acostarte encima de los imanes.

60. **Enfermedades autoinmunes:** Enfermedades como la artritis reumatoide, el SIDA, y otras condiciones autoinmunes se deben diagnosticar lo antes posible para obtener mejores resultados. Muchas de estas enfermedades autoinmunes han aumentado en incidencia debido a la disminución del campo magnético en el cuerpo. Es importante velar de tu campo magnético y asegurarte de alimentarlo y mantenerlo a través de terapia magnética. Además de utilizar imanes, puedes hacer cambios en tu dieta para ayudar a tu cuerpo a mejorar. Elimina completamente el gluten, reduce el estrés, aumentar tu ingesta de agua y practica técnicas de relajación como yoga, tai-chi o Qi-Gong. La terapia electromagnética pulsante te ayudará a tratar el órgano afectado, reduce el estrés y la inflamación en el cuerpo, previene daños adicionales y detiene la progresión de problemas autoinmunes. Las enfermedades autoinmunes te hacen sensible no solo a la nutrición, pero también a los medicamentos y los estímulos ambientales. Adapta la terapia a tus necesidades individuales. Las terapias magnéticas, tanto estáticas como pulsantes, contribuirán a reducir la gravedad y la duración de los episodios autoimunes, como también disminuye el daño a los órganos.

61. **Enfermedades infantiles:** Para aliviar la varicela, paperas, sarampión y otras condiciones infantiles similares debes ayudar al niño a usar sus imanes correctamente, instruirlo a dormir sobre ellos y polarizar agua para que la pueda beber. En cuanto a las infecciones, el tratamiento es similarmente centrado en el polo norte negativo. Los imanes ayudarán a que los síntomas disminuyan.

62. **Enfisema:** En los casos de enfisema los pulmones tienden a cerrarse, limitando la absorción y uso del aire. Hay un estado de congestión que restringe la respiración. Es crucial abrir las estructuras pulmonares, y se ha observado que el uso del polo norte negativo seguido del polo sur positivo ayuda a expandir y fortalecer los tejidos. Se recomienda aplicar cada polo durante veinticinco minutos, dos veces al día. ¡Importante! No utilices imanes torácicos si tienes un desfibrilador o marcapasos.

63. *Envejecimiento:* Los imanes activan la actividad enzimática promotora de la vida que, a su vez, fomenta la división celular normal. Esto fomenta que el organismo esté sano y hasta atrase el proceso de envejecimiento. Para equilibrar la energía de los órganos y glándulas de todo el cuerpo, sugiero aplicar campos magnéticos a todo el cuerpo. Dormir encima de los imanes en la cama es una forma excelente de lograrlo. Otro buen hábito que puedes cultivar para ayudar a tu cuerpo es consumir más agua polarizada. Además, puedes fortalecer las zonas lesionadas o débiles del cuerpo aplicándole imanes a esas áreas.

64. *Epilepsia:* Es fundamental que tengas un diagnóstico de un especialista antes de considerar la terapia magnética para la epilepsia. Coloca el polo norte negativo del paño *(pad)* magnético debajo o encima de la cabeza. Esto normalizará el nivel de pH del cerebro y lo llevará a un estado alcalino, también le lleva oxígeno a las células cerebrales. Esa misma energía atacará cualquier infección escondida o por suceder. Bebe agua magnetizada con ambas polaridades.

65. *Escleroderma:* Para esta enfermedad compleja que contiene un componente autoinmune significativo, recomiendo el uso de terapia de pulsaciones magnéticas y estáticas para reducir la inflamación, reparar el tejido dañado, detener la progresión de la enfermedad y equilibrar la función del sistema inmunológico. El tratamiento magnético en las manos y los pies también es beneficioso.

66. *Esclerosis múltiple:* Duerme sobre imanes o en una colchoneta magnética de polo norte negativo. Esto te ayudará a hacerle frente a esta enfermedad. Sugiero sostener un cilindro magnético en la mano durante quince minutos dos veces al día. También recomiendo que pongas el cilindro en el piso, y con los pies descalzos, rueda el cilindo de al frente hacia atrás. Utiliza almohadas magnéticas, bebe agua polarizada y aplica imanes en las áreas afectadas.

67. *Escoliosis:* Sugiero el uso de imanes para ayudar a los músculos a relajarse o contraerse, dependiendo del lado convexo o cóncavo de la curvatura en la espalda. El polo sur positivo se utiliza para liberar los músculos tensos, mientras que el polo norte negativo contrae los músculos. Recomiendo una terapia de treinta minutos al día con dos imanes N-1, trabajando un polo cada vez. Se puede usar la banda

elástica para sujetar los imanes. Recomiendo que tengas una persona adicional contigo para que te pueda asistir.

68. *Esguince o distensión:* Para tratar el dolor y la hinchazón posiciona el polo norte negativo directamente en la zona afectada. Puedes mover el imán por encima del área, como a dos o tres pulgadas de distancia para ayudar a reducir el dolor y la inflamación. Recomiendo utilizar los imanes de manera continua para obtener mejores resultados. Puedes encontrar más información bajo la sección de huesos y articulaciones de esta guía.

69. *Espasmos musculares, distensiones y esguinces musculares y dolores articulares:* La terapia magnética ofrece beneficios significativos para reducir espasmos musculares. Usar un soporte (envoltura) magnético en la espalda, paños *(pads)* magnéticos flexibles, o imanes de polo norte negativo en áreas específicas te ayudará con la molestia. Coloca un paño *(pad)* magnético en el área del sacro y siéntate o acuéstate. La aplicación de imanes en los meridianos energéticos activa el flujo de energía. Por ejemplo, en el meridiano de la vejiga, que atraviesa el sacro, se controla la energía que fluye a través de los músculos de la espalda, incluyendo los hombros. Aumentar el flujo de energía en la zona de la vejiga puede ayudar a aliviar problemas musculares y las tensiones que llegan hasta los hombros. Para un músculo desgarrado sugiero aplicar un imán de polo norte negativo, cubriendo la zona con un paño *(pad)* magnético grande o un soporte (envoltura) magnético. Esto te aliviará el dolor significativamente, reducirá las molestias y disminuirá los hematomas alrededor del tejido. Recomiendo colocar imanes sobre el espasmo mientras sea necesario. Si pasas mucho tiempo sentado en el trabajo, un cojín magnético para el asiento puede ser de gran ayuda; y si necesitas soporte lumbar, puedes probar con un cojín de contorno con imanes. Puedes utilizar los imanes durante varias horas y luego hacer una pausa, como puedes llevar el imán puesto todo el día y retirarlo por la noche, o viceversa. Es una práctica común. Si los quieres tener puestos todo el tiempo, puedes hacer excepciones para bañarte. Tan pronto termines, te los pones de inmediato. Esta regla también se aplica al dolor en las articulaciones. Puedes pegar un imán a la articulación durante un tiempo determinado. Si posicionas los imanes en los puntos de acupuntura correspondientes también puedes desbloquear una gama de beneficios extra.

Para calambres en las piernas, recomiendo que uses plantillas magnéticas de polo norte negativo y la ingesta de suplementos de calcio. El uso de joyas magnéticas también te ayudará a manejar la tensión para prevenir espasmos musculares. También puedes intentar aplicar el polo sur positivo en el área para relajar la contracción muscular y luego aplicar el polo norte negativo. Ten en cuenta que las distensiones o espasmos musculares rara vez son primarios y usualmente son el resultado de una patología subyacente.

70. **Espuelones en los talones:** Recomiendo el uso de plantillas magnéticas de polo norte negativo o un pequeño cojín de meta arco y pulseras magnéticas de tobillo. También sugiero estirar el tendón de Aquiles y los tendones del pie más a menudo.

71. **Estreñimiento o diarrea:** Tratar el tracto intestinal implica tratar todos los órganos del abdomen. La terapia magnética de polo norte negativo debe aplicarse en las zonas del hígado, la vesícula biliar y el colon. Dormir con el imán N-2 en la espalda durante la noche ayuda a retener líquidos en las heces, y el cinturón magnético para la espalda ofrecerá beneficios adicionales. Para tratar la diarrea, recomiendo aplicar primero el polo sur positivo y luego el norte negativo del imán en la región abdominal inferior izquierda. Para ambos problemas intestinales aconsejo el consumo de agua magnetizada con el polo norte negativo. La terapia PEMF puede ser beneficiosa para esta condición también.

72. **Estrés emocional o físico/tensión:** Sugiero que busques relajación acostándote encima de una colchoneta magnética para calmar el sistema nervioso y aliviar el estado emocional, así como darle terapia al cuerpo completo. Usar joyas magnéticas hechas a base de polo norte negativo puede ser útil para enfrentar los desafíos diarios.

73. **Fibromialgia:** Para tratar la inflamación, se recomienda utilizar todos los imanes del polo norte negativo. Esto incluye colchonetas, paños *(pads)*, soportes (envolturas) o puntos magnéticos. Utilizar imanes de polo norte negativo en colchonetas debajo de la almohada puede ayudar a aliviar las molestias asociadas con la depresión, ansiedad, falta de memoria o concentración, e insomnio. Además, aunque al principio moleste, la quiropráctica es sumamente beneficiosa si

persistes. En un par de semanas luego de tratamiento continuo empezarás a sentir cambios positivos. Es de suma importancia que te mantengas hidratado con agua magnetizada. También puedes colocar imanes sobre las áreas adoloridas durante el día para sentir alivio.

74. **Fiebre:** La fiebre es un síntoma de alguna infección. Bebe mucha agua magnetizada con el polo norte negativo y ponte hielo en la cabeza.

75. **Glándulas paratiroides:** Las investigaciones indican que la inflamación en las glándulas paratiroides y tiroides puede gradualmente detenerse mediante exposiciones a la energía biomagnética (Davis, 1989). Para las glándulas paratiroides recomiendo colocar el polo norte negativo contra los lados del cuello durante quince minutos. Si la molestia no es a causa de alguna infección, puedes aplicar el polo sur positivo en el cuello durante quince minutos al día. Esto controlará la cantidad de calcio en la sangre. Si el calcio no está controlado, el polo norte negativo reduce y nivela la producción de calcio en las articulaciones, dedos, disminuyendo así la posibilidad de que desarrolles artritis.

76. **Glaucoma:** El endurecimiento los ojos. La glaucoma provoca que la presión interna de los ojos aumente debido a los fluidos atrapados. Utiliza protectores oculares magnéticos del polo norte negativo para los ojos durante quince minutos, dos veces al día. Esto también te ayudará a reducir el dolor y la presión.

77. **Goiter (agrandamiento de la tiroides):** Posiciona el polo norte negativo a la palma de la mano izquierda y debajo del pie derecho. Posiciona el polo sur positivo en la palma de la mano derecha y debajo del pie izquierdo. Haz esto durante diez minutos al día por la mañana. Puedes posicionar el collar magnético con el polo norte negativo girado hacia el frente del cuello, hacia la zona de la tiroides, durante treinta minutos cuatro a cinco veces al día. Mantente hidratado con agua magnetizada con el polo norte negativo.

78. **Gota:** Con esta condición el cuerpo esta en un estado ácido, así que bebe mucha agua magnetizada con el polo norte negativo, lleva joyas magnéticas y aplica el imán directamente sobre la articulación

afectada. Bebe de seis a ocho vasos de agua magnetizada con el polo norte negativo diariamente.

79. *Hemorroides:* Te aconsejo colocar un imán de polo norte negativo, preferiblemente fuerte como el N-1 o N-2 debajo de ti cuando te sientes o te acuestes. Necesita ser un imán fuerte para que el efecto terapéutico pueda llegar al recto, el colon y el abdomen.

80. *Hernia hiatial:* Cuando sientes estrés o acidez el estómago puede desplazarse hacia arriba, imitando un ataque al corazón. Para aliviar el dolor y la irritación que esto causa, coloca el polo norte negativo de un paño *(pad)* o soporte (envoltura) magnético flexible sobre la parte inferior del esófago y en la parte superior del estómago mientras estás acostado en posición inclinada. Si tienes marcapasos no utilices este método. También se recomienda beber magnetizada con el polo norte negativo.

81. *Herpes:* Infecciones virales como esta pueden ser resultado de un sistema inmunológico débil. Sugiero lavar la zona afectada con agua magnetizada con el polo norte negativo durante una hora, dos veces al día. Bebe agua de la misma polaridad.

82. *Hiperactividad:* La hiperactividad, el déficit de atención y otros problemas de comportamiento en los niños pueden en parte relacionarse a la nutrición (exceso de azúcar), situaciones en el hogar, eventos traumáticos, toxinas en las inmunizaciones, la necesidad de espejuelos, partos traumáticos, entre otros. Es importante que un doctor quiropráctico lo evalúe. El uso de imanes es beneficioso para el bienestar del niño en cualquier situación. Sugiero que apliques imanes de polo norte negativo al niño, que se acueste encima de ellos en la cama o posicionarlo encima de una colchoneta magnética. Además, posicionar un paño *(pad)* magnético de polo norte negativo en la frente y huesos temporales durante el día y antes de dormir puede ayudar al niño a relajarse. En casos graves, esta aplicación se recomienda tres veces al día durante treinta a sesenta minutos. El polo norte negativo tiene beneficios tranquilizantes que ayudarán a apaciguar los impulsos nerviosos del cerebro y ayudará a oxigenar la sangre.

83. **Hipertensión:** Para la presión arterial alta, sugiero utilizar el polo norte negativo sobre el esternón y un polo sur positivo en la parte superior de la espalda, específicamente en las vértebras T2 y T3, durante veinte a treinta minutos. También recomiendo el uso diario de un collarín de polo norte negativo que pueda girarse hacia el lado derecho del cuello, y una pulsera magnética con polo norte negativo en la muñeca derecha. Puedes complementar tu terapia al dormir encima de los imanes o sobre una colchoneta magnética de polo norte negativo. Beber agua magnetizada con el polo norte negativo nunca está de más. Aplicar los imanes de polo norte negativo sobre la parte superior de la espalda durante veinte minutos puede ayudar a reducir la presión arterial. También sugiero que crees un hábito de medir la presión arterial después de la aplicación para comparar y evaluar los resultados. Puedes utilizar imanes flexibles u hombreras con un imán negativo en forma de dómino adicional en la parte delantera. Coloca el polo norte negativo N-1 o incluso N-2 en la espalda sobre la zona de los riñones, alternando entre el derecho e izquierdo. También puedes posicionar una faja magnética un poco más arriba de la cintura.

84. **Hipertiroidismo:** Utiliza el polo norte negativo del N-1 debajo de la almohada o un collarín del polo norte negativo puesto. Te recomiendo también que bebas agua magnetizada con el polo norte negativo. Puedes colocar el polo norte negativo en la palma de la mano izquierda y debajo del pie derecho, mientras colocas el polo sur positivo del imán en la palma de la mano derecha y debajo del pie izquierdo durante diez minutos al día por la mañana. Este hábito energiza los meridianos.

85. **Hipo:** Para tratar las contracciones repentinas y repetidas del diafragma, aconsejo llevar un imán sobre el estómago y dormir sobre una colchoneta magnética posicionada en las vértebras T9 y T10.

86. **Hipoglicemia:** Sugiero beber agua magnética a diario y, una vez por semana, un vaso de agua polarizada con el polo sur positivo. Llevar joyas magnéticas aliviará los síntomas asociados con este padecimiento.

87. **Hipotensión:** Para tratar la presión arterial baja, sugiero un collarín magnético, girado hacia el lado izquierdo del cuello, y una pulsera

magnética del polo norte negativo en la muñeca izquierda. Utiliza ambas diariamente. Duerme con un imán de polo norte negativo acomodado debajo la almohada y bebe agua del mismo polo (alternando de dos a tres con vasos de agua magnetizada de polo sur positivo durante la semana). Monitorea regularmente los niveles de presión arterial. Ajustate y toma día de descansos de la terapia magnética según sea necesario. Evalúa tu situación y si lo vez necesario, reanuda la terapia. Para prevenir el vértigo asociado a la hipotensión, recomiendo sostener un cilindro magnético en la mano izquierda. También es importante que evalúes si esta reacción puede estar relacionada a algún medicamento recetado para la hipertensión u otros tratamientos químicos. En estos casos, la terapia magnética debe incluir un tratamiento directo de las glándulas suprarrenales y tiroides mediante imanes cerámicos y el collarín.

88. *Hipotiroidismo:* Antes de llevar a cabo cualquier terapia, debes realizar un análisis de sangre para evaluar la glándula tiroides y determinar la causa del hipotiroidismo. Recomiendo que estimules tu hormonas tiroideas. Puedes lograr esto aplicando un imán domino en la parte delantera del cuello, justo encima de la clavícula por treinta minutos, una o dos veces al día. Gira el imán dómino hacia el polo sur positivo de veinte a treinta minutos y luego vuelve al polo norte negativo durante el mismo tiempo. Utiliza un collar magnético a diario que esté magnetizado con ambos polos. Para complementar, cada dos días utiliza un collar de polo norte negativo. Este cambio estimula la producción hormonal. Aplica el polo norte negativo a la palma de la mano izquierda y debajo del pie derecho, y el polo sur positivo del imán en la palma de la mano derecha y debajo del pie izquierdo durante diez minutos al día por la mañana. Bebe agua magnetizada con el polo norte negativo y alterna entre los polos utilizando el lápiz magnético. Si estás inflamado, aplica el polo norte negativo del imán dómino al área por quince minutos en cada lado. Utiliza también el collar magnético de polo norte negativo diariamente. Evita collares de ambas polaridades de perlas o de hematites hasta que la inflamación desaparezca. La eficacia de esta terapia depende del nivel de intensidad del hipotiroidismo.

89. *Hongo en la piel (ringworm):* Aconsejo posicionar el polo norte negativo sobre la zona afectada. Puedes utilizar imanes pequeños o

flexibles. También sugiero que laves la zona con agua magnetizada con el polo norte negativo y bebe de seis a ocho vasos de agua magnetizada con el polo norte negativo.

90. *Huesos fracturados:* Cuando un hueso se rompe, se convierte en dos imanes separados con polaridades positivas y negativas que se repelen. Para ayudar al cuerpo a sanar, visita un especialista para que te ponga un yeso que sujete los huesos en lugar. Pocisiona el polo sur positivo de un imán, del tamaño necesitario dependiendo de la ubicación de la fractura, sobre la fractura. El polo sur positivo actúa ablandando la zona y liberando calcio desde la parte superior. Simultáneamente, coloca la superficie del polo norte negativo de otro imán en la parte inferior de la fractura para atraer los fluidos y el calcio hacia su posición corriente. De esta manera, el polo norte negativo ayuda a dirigir el calcio hacia donde se necesita, acelerando así el proceso de curación ósea.

91. *Huesos y articulaciones:* Cuando la persona no experimenta debilidad ni rigidez muscular y puede mantenerse en pie e incluso caminar distancias cortas, se recomienda aplicar el polo norte negativo. Para cada articulación del cuerpo existe un imán específico, y puede aplicarse siguiendo las indicaciones detalladas en esta guía. La terapia magnética es altamente efectiva y se puede combinar con otras formas de tratamiento, como la quiropráctica, ya que la aplicación del imán contribuye a mantener el «ajuste» durante períodos más prolongados. Al aplicar imanes sobre huesos, músculos o articulaciones (tendones, ligamentos o cartílagos) se promueve la fortaleza, la reparación de huesos y tejidos, llegando incluso al punto de regenerar nuevos tejidos con la aplicación diaria constante, incluso mientras se duerme, y sin causar molestias. Es fundamental tener paciencia, ya que los resultados pueden tardar meses o incluso años, dependiendo de la duración de los problemas experimentados a lo largo del tiempo.

92. *Implantes articulares:* La terapia magnética, tanto estática como pulsada, ha demostrado tener un impacto positivo en la sanación de los huesos. Reduce la inflamación y fortalece el hueso alrededor de las articulaciones dañadas o implantes. Sugiero considerar esta terapia, incluso antes de optar por la cirugía, ya que puede estimular el hueso y prepararlo para el procedimiento quirúrgico. Incluso en casos

donde los daños son irreparables se pueden observar los beneficios de utilizar soportes (envolturas) magnéticas para la rodilla o imanes de cerámica N-1, 2" x 6" como preparación para la cirugía. Este proceso de preparación de la articulación y el cuerpo fortalece la zona y reduce daños en la cápsula articular. Después de la cirugía, continúa con la terapia magnética. Utiliza rodilleras magnéticas o imanes de polo norte negativo para favorecer la recuperación. Recomiendo también considerar el uso de imanes en casos de osteopenia antes de que se convierta en osteoporosis.

93.  *Impotencia:* Aplica un imán de polo sur positivo a la región púbica.

94.  *Impulso sexual:* Las investigaciones de Ralph Sierra sobre el magnetismo demostraron que sentarse en el polo sur positivo aumenta el deseo sexual, mientras que sentarse en el polo norte negativo lo reduce. Haz tu propia investigación empezando en intérvalos de veinte minutos. Utiliza el N-1 con los polos correctamente identificados.

95.  *Infecciones bacterianas, fúngicas, víricas, parasitarias:* En estas situaciones es importante evitar el uso del polo sur positivo del imán. Recomiendo que laves el área infectada con agua del polo norte negativo y apliques este mismo polo al área durante una hora, de tres a cuatro veces al día, hasta que la condición mejore. Aconsejo cubrir el área con gazas antes de aplicar el imán. Bebe agua magnetizada con el polo norte negativo, ya que ayudará a evitar la propagación sistémica de la infección. También sugiero que te sientes o duermas sobre un imán. Enjuágate la boca con agua polarizada para alcalinizar el cuerpo. En cuanto a infecciones pulmonares, aplica los imanes cerámicos N-1 o N-2 en el área del pulmón afectado durante tres horas al día mínimo o el mayor tiempo posible. Para infecciones de vejiga urinaria y riñón, puedes aplicar imanes en las zonas afectadas hasta dos o tres días después de que desaparezcan los síntomas. Busca atención médica si los síntomas no mejoran o empeoran.

96.  *Influenza:* Bebe mucha agua magnetizada para hidratarte y aliviar los síntomas. Duerme con imanes para ayudar con los dolores corporales y restaurar tu sistema. El uso de terapia magnética te ayudará a acortar la duración de la enfermedad.

97. **Insomnio/sueño:** El uso tanto de imanes estáticos como pulsantes ha demostrado tener efectos positivos en la regulación de los ritmos circadianos y tambien calma el cerebro. Los patrones de sueño pueden verse afectados por las contaminaciones de alta frecuencia de los campos electromagnéticos presentes en el entorno del sueño, como el wifi. Recomiendo incorporar una pulsera magnética de polo norte negativo a tu rutina diaria. Sugiero también aplicar el polo norte negativo del imán dómino entre medio de las cejas durante diez a veinte minutos. Este uso regular estimulará la glándula pineal, y promueve una sensación de relajación. Colocar un imán sobre el colchón, debajo del cuerpo, te ayudará a reducir el estrés y las tensiones musculares. ¡Esto te ayudará a descansar mejor! El collarín magnético también es muy útil para mejorar la calidad del sueño. La terapia de campo electromagnético pulsante, con programas específicos de frecuencias bajas e intensidad reducida, puede calmar el sistema nervioso y favorecer el descanso. Las frecuencias delta, configuradas a 7 Hz, son opcionales y pueden personalizarse según las necesidades. Complementa todo esto con hierbas en teces o suplementos homeopáticos. Los cuidados quiroprácticos y ejercicios diarios de respiración, como los que se practican en yoga, tai chi o Qi-gong, también contribuyen a mejorar la calidad del sueño.

98. **Laringitis:** Aconsejo aplicar el polo norte negativo, especialmente si hay una infección. El collarín polo norte negativo debe colocarse delante de la garganta y realzarse con un imán de dómino. Utilízalo contínuamente para ver mejores resultados. Puedes también hacer gárgaras con agua magnetizada con el polo norte negativo.

99. **Lesión de la médula espinal:** Esta condición causa dolor, afecta la vitalidad general de los tejidos por debajo del nivel donde está la lesión y crea problemas funcionales en los órganos que no reciben el apoyo nervioso adecuado en la médula espinal. Esto sucede gracias a una presión ejercida en los órganos cuando estás mucho tiempo sentado, no mueves tus articulaciones y pasas por muchos cambios de humor. Mi experiencia con esta condición viene inicialmente de ver a mi papá, el Dr. Sierra, tratar a una persona de 30 años con una herida de cordón espinal. Al recibir terapia biomagnética del Dr., este también le aconsejaba que pusiera sus imanes en el espaldar y el sillón de su silla, junto con otros imanes bajo sus brazos y pies para una constante terapia magnética.

La persona no sufrió de otras complicaciones a causa de su condición y continuó viviendo una vida plena. Es importante que tengas a alguien contigo para asistirte si vas a seguir estas recomendaciones.

100. *Lesión de hombro/síndrome del manguito rotador:* Utiliza soportes (envolturas) con energía negativa en el hombro o coloca el polo norte negativo directamente sobre la zona para aliviar el dolor. También puedes utilizar el polo sur positivo para estimular la circulación. Recomiendo que bebas de seis a ocho vasos de agua polarizada negativamente junto con aplicación de terapia PEMF e imanes estáticos.

101. *Lesiones en la cabeza:* Cualquier trauma craneoencefálico, aún si es leve, tiene el potencial de causar problemas crónicos y debilitantes. Estos problemas a menudo se manifiestan años después en forma de dolores de cabeza, problemas de memoria, síndrome de fatiga crónica, dificultades oculares e irritabilidad. Para ayudar al cuerpo a sanar el desequilibrio eléctrico que se produce a causa de la lesión, pocisiona imanes alrededor de la cabeza y el cuello.

102. *Lupus eritematoso:* Sugiero terapia magnética de cuerpo completo con el polo norte negativo. Te vas a poner imanes N-1 o N-2 debajo de las rodillas o imanes detrás de la espalda y debajo de la almohada cuando vayas a dormir. Puedes también aplicar el polo norte negativo del imán en la palma de la mano izquierda y debajo del pie derecho, y colocar el polo sur positivo del imán en la palma de la mano derecha y debajo del pie izquierdo durante diez minutos diarios cada la mañana para energizar los meridianos. Recomiendo el uso de terapia PEMF y beber agua polarizada con el norte. Consulta también la sección de enfermedades autoinmunes.

103. *Mareo:* Posiciona las muñequeras magnéticas sobre los puntos de acupuntura relacionados con mareos causados por transportación terrestre, marítima o aérea. Este excelente tratamiento te ayudará a sentir alivio. Puedes tambien posicionar un punto magnético debajo de las orejas o en la parte posterior de la cabeza para reducir los mareos. Te sugiero que bebas mucha agua magnetizada antes, durante y después de la exposición al movimiento que causó el mareo.

104. *Náusea:* Similar a los problemas estomacales, vas a posicionar un paño *(pad)* de polo norte negativo en el área superior del abdomen cubriendo el estómago, el hígado y la vesícula biliar durante treinta a sesenta minutos o hasta que sienta alivio. También puedes poner el polo norte negativo del paño *(pad)* en la parte interior de la muñeca, aproximadamente 2" por encima del pliegue de la muñeca en el punto PC-6, que es el meridiano del pericardio. Puedes hacer esto también en la nuca y en la base del cráneo. Recomiendo también beber agua magnetizada con el polo norte negativo.

105. *Nerviosismo:* Acuéstate sobre los imanes o en la colchoneta magnética de polo norte negativo aguantando el cilindro magnético en la mano derecha. Utiliza la cinta magnética para la cabeza o la máscara para los ojos para relajarse. Quédate en esta posición hasta que te sientas calmado, y recuerda beber agua magnetizada.

106. *Neuritis/neuralgia:* Utiliza el polo norte negativo del imán en la zona afectada para reducir el dolor y la inflamación. Escogerás el tamaño del imán dependiendo del nervio inflamado que esté causando el dolor. Acuéstate sobre el polo norte negativo de un paño (pad) o colchoneta magnético para relajar el sistema nervioso. Para favorecer la regeneración del nervio, aplica el polo norte negativo 2" por encima de la zona y el polo sur positivo 2" por debajo de la zona. Este enfoque no dará resultados inmediatos, pero verás los beneficios con el pasar del tiempo. Si hay reaparición de hinchazón o inflamación, retira el polo sur positivo y utiliza solo el polo norte negativo hasta que el dolor y la hinchazón disminuya, luego reanuda el tratamiento anterior. Recomiendo usar un paño (pad) del polo norte negativo o el imán N-1 debajo de la almohada. Además, bebe agua magnetizada con el polo norte negativo y toma vitamina B-12 sublingual. Te recomiendo también la terapia PEMF con imanes estáticos a lo largo de la columna vertebral, incluso si la neuropatía se centra en los brazos. Tratar la columna vertebral reflejará mejoras en los brazos gracias a que procesamiento de la información se origina en la columna vertebral.

107. *Obesidad:* Recomiendo el uso de imanes en todo el cuerpo. Se debe estimular el flujo de la sangre por todo el cuerpo. Inicialmente posiciona el polo sur positivo en el colon durante diez minutos, de tres a cuatro veces al día. Luego, cambia de inmediato al polo norte negativo

del imán sobre el colon durante diez minutos o más. La entrada de energía negativa (alcalina) al cuerpo ayuda a disolver los depósitos de grasa. Coloca imanes negativos en las fajas sobre la grasa abdominal. Esta área está asociada con una producción importante de moléculas inflamatorias. Utilizar imanes continuamente durante el día y la noche es beneficioso porque reduce las moléculas inflamatorias que circulan por el cuerpo, lo cual afecta al cerebro y al resto del organismo. Esto ayudará a controlar la falta de energía y la falta de motivación para realizar actividad física. Además de la terapia magnética, recomiendo el uso de soportes (envolturas) y joyas magnéticas. Es esencial implementar cambios en la dieta, adoptar una nutrición adecuada, modificar el comportamiento, aumentar la actividad física y beber de seis a ocho vasos de agua al día, magnetizada con el polo norte negativo. Todos estos pasos combinados por un tiempo prolongado pueden contribuir a tratar la obesidad de forma integral.

108. *Osteopenia/osteoporosis:* Antes de empezar este tratamiento debes recibir un diagnóstico de un especialista. Ambas enfermedades están asociadas con una disminución en la densidad mineral del hueso. Las causas pueden ser diversas. Puede venir del uso de esteroides, estar de cama, la quimioterapia, enfermedad celíaca, enfermedades autoinmunes e inflamatorias, consumo excesivo de cigarrillos y alcohol, factores genéticos, hipertiroidismo, diabetes, uso de antiácidos que contienen aluminio, entre otros. Recomiendo que utilices imanes en todo el cuerpo y que pongas un paño *(pad)* magnético con el polo norte negativo o imanes en el hombro, columna vertebral y/o caderas durante las actividades diarias. También te sugiero el uso de joyas magnéticas. La terapia PEMF es esencial. Bebe de seis a ocho vasos de agua magnetizada con el polo norte negativo al día.

109. *Parálisis de Bell (Bell's palsy):* Dirige el polo norte negativo al área afectada y posiciona el polo sur positivo en los músculos faciales afectados por treinta minutos. Haz lo mismo en el séptimo nervio craneal detrás de la oreja en el mismo lado, y luego cambia inmediatamente a la energía del polo norte negativo. También puedes aplicar la energía del polo sur positivo del imán al nervio facial justo detrás de la oreja del lado afectado durante quince minutos. Recomiendo que utilices estos imanes en intervalos de treinta minutos a una hora con una máscara facial con imanes pequeños de polo norte negativo.

Coloca el imán de polo sur positivo en el músculo afectado de la cara, y el polo norte negativo se pone en la mandíbula inferior del lado afectado, mientras que el polo sur positivo se aplica en la mejilla o los músculos faciales. Recomiendo que tomes vitamina B-12 y complementos de hierbas para el dolor e inflamación.

110. *Páncreas:* Sugiero aplicar imanes N-2 de polo norte negativo de 4" x 6" durante treinta a sesenta minutos dos veces al día o más si es necesario, directamente sobre la zona epigástrica. Si tienes dificultades en la producción de insulina, la aplicación de un imán en el polo sur positivo durante treinta minutos por la mañana y por la noche puede será de beneficio para ti.

111. *Parálisis facial:* Una de las funciones de la mascarilla facial es ayudar a tonificar los músculos faciales porque el polo norte tensa los músculos. Puedes utilizar el imán tipo dómino; aplica el polo norte negativo para tensar el músculo y el sur para liberarlo.

112. *Picaduras de insectos:* Aplica el polo norte negativo del imán a la zona afectada durante un mínimo de dos a tres horas. Esto ayudará a neutralizar la acidez y disminuir el dolor. Lava la zona afectada con agua magnetizada con el polo norte negativo.

113. *Piel:* Para tratar enfermedades de la piel como el eczema, el acné y la psoriasis, recomiendo la aplicación del polo norte negativo del imán. Otra recomendación que te doy es poner un paño fino de algodón o lino sobre la zona afectada y aplicar un imán del polo norte negativo en el área durante treinta minutos una o dos veces al día. Además de su efecto local, los imanes también benefician el tejido circundante. En el caso del acné facial, sugiero aplicar imanes negativos del polo norte negativo en las mejillas y la frente.

114. *Pleuresía y neumonía:* Aconsejo la terapia magnética con imanes de cerámica y un polo norte negativo en la zona directa del dolor. El tratamiento debe continuar de treinta a sesenta minutos, tres veces al día o hasta obtener alivio. Duerme sobre un imán de polo norte negativo N-1 o N-2 y bebe mucha agua magnetizada.

**115. *Problemas auditivos:*** Dependiendo de la causa, y si no hay infección, recomiendo aplicar el polo norte negativo para fortalecer el tímpano durante treinta minutos, seguido de quince minutos con el polo sur positivo. También puedes sujetar el imán tipo dómino utilizando una banda elástica.

**116. *Problemas circulatorios:*** Puedes acomodar paños *(pads)* magnéticos a lo largo del antebrazo y dormir sobre una colchoneta magnética por la noche. La energía magnética negativa normaliza el equilibrio ácido-base pH de elementos indeseables como colesterol, triglicéridos, etcétera, que se adhieren y acumulan en el interior de las paredes arteriales. Con la aplicación de la energía magnética negativa, las ondas magnéticas penetran en los tejidos produciendo corrientes secundarias cuando las corrientes y las ondas magnéticas chocan, produciendo el calor que incide sobre los electrones de las células del cuerpo. El movimiento de la hemoglobina y de los vasos sanguíneos se acelera disminuyendo los depósitos de calcio y colesterol en la sangre, junto con otros materiales indeseables que se adhieren al interior de los vasos sanguíneos. El tejido graso es ácido, por lo que la energía magnética alcalinizante del polo norte negativo neutraliza y disuelve la grasa. Recuerda, se trata de un proceso lento.

**117. *Problemas de aprendizaje:*** Sugiero aplicar un imán de polo norte negativo en la frente y uno del polo sur positivo en la parte posterior de la cabeza para promover la relajación, aumentar el estado de alerta y mejorar la memoria. Recomiendo usar una colchoneta magnética de polo norte negativo y colocar un imán de polo norte negativo debajo de la almohada. También se puede aplicar el polo norte negativo del imán en cada sien durante treinta a sesenta minutos al día durante tres días. Luego lo pones en la nuca, en la base del cráneo, y velas que lo lleve puesto continuamente. Puedes también poner el polo norte negativo del imán en la palma de la mano izquierda y debajo del pie derecho, y el polo sur positivo del imán en la palma de la mano derecha y debajo del pie izquierdo durante diez minutos al día por la mañana para energizar los meridianos. Recomiendo que beba agua magnetizada con el polo norte negativo y que siga el protocolo para hiperactividad de esta guía.

118. **Problemas de pies y piernas:** Las plantillas magnéticas aumentan la circulación y ayudan a mejorar síntomas como el entumecimiento, ardor, dolores, inquietud y calambres en las piernas. Además recomiendo colocar un imán de polo norte negativo debajo de la almohada.

119. **Problemas de vejiga:** Te sugiero que apliques un imán de polo norte negativo directamente a la parte baja del vientre. Esto aplica para cuando hay infección o la  vejiga está débil o distendida. Haz esto por al menos treinta minutos, dos veces al día. En casos de debilidad extrema sin infección, se ha demostrado que el polo sur positivo fortalece la vejiga. Recomiendo que apliques ambos polos en diferentes momentos del día, pero evita hacerlo simultáneamente. Recomiendo que uses también plantillas magnéticas con ambas polaridades y que bebas mucha agua magnetizada. El lápiz magnético es sumamente eficaz para esto.

120. **Problemas renales:** Para tratar problemas como dolor, hinchazón o presencia de pus en la espalda a causa de problemas renales, recomiendo aplicar imanes cerámicos N-1 o N-2 directamente en la zona del riñón. Coloca el polo norte negativo directamente contra el área afectada de cuarenta minutos a una hora, una o dos veces al día. La consistencia te ayudará a reducir los síntomas en poco tiempo. Está práctica puede tambien contribuir a aclarar el color de la orina. El tiempo de tratamiento puede variar según el caso.

121. **Problemas urinarios, incontinencia:** Verifica la sección de Vejiga/riñón

122. **Prolapso de vejiga o útero:** Sugiero que te sientes sobre un imán o cojín del polo sur positivo durante treinta minutos dos o tres veces al día. El uso de fajas para la espalda con imanes orientados hacia la parte inferior del abdomen, cambiando entre polo norte negativo y sur positivo, te ayudará a fortalecer y sostener la vejiga y los músculos uterinos. Este proceso te ayudará a prevenir recaídas.

123. **Próstata:** Para condiciones como la prostatitis, inflamación o agrandamiento de la glándula, sugiero que te sientes sobre un imán cerámico N-2 de energía del polo norte negativo para detener la inflamación y reducir el dolor o malestar. Si no tienes una infección ni

estás inflamado, te puedes sentar sobre el polo sur positivo del imán durante treinta minutos cada noche o dos veces al día para aumentar la producción de fluidos prostáticos y dar lugar a resultados positivos en cuestión de días. En casos de cáncer de próstata, utiliza solo el polo norte negativo en la silla y sentarse en él al menos de tres a cinco horas diarias. Recomiendo beber agua del polo norte negativo, al menos seis a ocho vasos al día.

124. *Queloide (tejido cicatricial):* Aconsejo aplicar el polo norte negativo del imán por treinta minutos, alternando con el polo sur positivo por quince minutos.

125. *Quemaduras:* Los imanes pueden acelerar el proceso de curación en casi todas las quemaduras, excepto en las más severas. Son útiles para quemaduras comunes en la cocina, como cuando tocas una estufa caliente o agarras algo hirviendo (quemaduras de primer grado). Para tratar una quemadura leve, posiciona los imanes directamente sobre la zona afectada. En casos de quemaduras más serias, el uso de imanes te ayudará a reducir la necesidad de analgésicos para controlar el dolor. Aplica la energía magnética negativa tan pronto como sea posible, antes de que aparezca una ampolla, de treinta a cuarenta minutos. Dependiendo del tamaño de la quemadura, las fichas de dómino o imanes tipo N-1 son efectivos. Los puntos magnéticos también son útiles. Además, puedes empapar gazas en agua magnética o jugo de sábila magnetizado y ponerlas suavemente encima de la piel. Esto acelera el proceso para que el cuerpo sane. Una vez la quemadura comienza a sanar sin infecciones, puedes aplicar el polo sur positivo para favorecer la formación de nuevo tejido. Continúa este proceso hasta que todas las quemaduras estén cubiertas.

126. *Resfriados, congestión:* Coloca el polo norte negativo en la región de la nariz, seguido de la garganta y luego encima de los pulmones durante siete a ocho minutos. En muchos casos este proceso detiene el malestar de los resfriados. Usa el collarín magnético mientras tengas síntomas, usa joyas magnéticas hecha a base de polo norte negativo y consume agua y líquidos magnetizados para fortalecer el sistema inmunológico. Esto también reduce la frecuencia de resfriados recurrentes. En casos de congestión sin infección, aplica el polo sur positivo a los pulmones. Los pulmones pueden experimentar diversos

dolores, y conocer la naturaleza específica del dolor que sientes es crucial para determinar el enfoque magnético adecuado. Si tienes congestión en los pulmones, sin presencia de infección, aplica el polo sur positivo directamente para expandir, abrir y aliviar la congestión respiratoria. En situaciones de infección donde hay presencia de bacterias, gérmenes, pus o llagas inflamadas, recomiendo la energía del polo norte negativa. Es importante tener en cuenta que el polo norte negativo no elimina la infección o las bacterias, pero actúa para detener el desarrollo posterior de la infección en muchos casos, dependiendo de la naturaleza de la misma. La palabra «detener» implica controlar el progreso continuo de la infección, permitiendo que el sistema químico del cuerpo intervenga para una recuperación gradual, ya que ninguna forma de tratamiento puede reparar completamente el daño. El cuerpo se cura y se repara por sí mismo.

127. *Sangrado/hemorragia:* Sentarte encima del polo norte negativo ha demostrado un alivio eficaz en la detención de la hemorragia, y esto puede aplicarse al drenaje excesivo de fluido desde el recto o la menstruación. Siéntate encima del polo norte negativo durante treinta a cuarenta minutos en la mañana y en la noche para detener eficazmente estas condiciones en días o semanas, aunque el tiempo de recuperación depende del nivel del dolor y los síntomas. Sangrado de heridas, cortes y contusiones que normalmente no dejan de sangrar debido a la debilidad de los tejidos, han mostrado una gran mejoría y detienen muchos tipos de condiciones que pueden causar sangrados. Bebe mucha agua magnetizada.

128. *Senos:* Aplica imanes pequeños negativos sobre los senos. Si están sensibles debido al tejido fibroso, puedes preparar un sujetador que tenga imanes de polo norte negativos. Estos deben estar en la parte lateral de ambos senos con el polo norte negativo mirando hacia la piel. Puedes usar imanes pequeños tipo dómino. Si tienes fisuras mamarias causadas por la lactancia puedes posicionar imanes sobre la piel herida para que la fisura sane más rápido y cicatrice también más rápidamente. Si tienes implantes mamarios o pasaste por una reconstrucción puedes utilizar tanto la terapia magnética estática como la pulsada. La terapia magnética ayudará a a evitar infecciones y reduce la agresividad de la formación de cicatrices. Los puedes utilizar durante todo el proceso (antes y después de su colocación). Esto no dañará

los implantes en sí. El objetivo de los imanes de polo norte negativo y de la terapia PEMF es reducir la inflamación, reducir el dolor y reducir la formación excesiva de cicatrices.

129. *Síndrome de deficiencia magnética:* La terapia magnética perfecta implica el tratamiento de todo el cuerpo mediante una cama con energía magnética negativa sobre el cuerpo. Esto promueve la relajación completa, reduce el estrés y favorece el sueño, contribuyendo así a restaurar el equilibrio energético en todo el cuerpo. Además, sugiero que trates regularmente la glándula pineal con una banda magnética *(Memory Band)*. Para tratar áreas con molestias recomiendo aplicar imanes directamente al área durante un mínimo de tres horas al día o hasta que sientas alivio.

130. *Síndrome de Down:* Muchos me han preguntado si los niños con síndrome de Down pueden utilizar imanes. ¡Por supuesto que pueden! Mi hermano Marcel tenía síndrome de Down, y era un gran bailarín y atleta. Llevaba los imanes siempre que sentía dolor. La única agua que bebíamos era de una jarra que estaba encima de un polo norte negativo de un imán de ferrita de cerámica redondo de 5" ¡y Marcel bebía mucha agua magnética! Aunque síndrome de Down es un trastorno genético, los pacientes con síndrome de Down presentan diversos síntomas neurológicos, y la terapia magnética es segura, no invasiva y apta para los niños de tres a cuatro años en adelante.

131. *Síndrome de fatiga crónica (SFC)/mialgiaencefalomielitis (mi):* Para recibir el diagnóstico de esta condición debes sentir una fatiga incapacitante y una combinación de síntomas durante seis meses o más. Puedes sentir falta de energía, dolor generalizado, dolores de cabeza frecuentes, mareos, entre otros. Estos síntomas guardan similitud con el síndrome de deficiencia de campo magnético, que se alivia mediante la aplicación externa de un campo magnético al cuerpo humano. Sugiero el uso de imanes en diversas formas, como joyas, colchonetas e incluso en las plantillas para los zapatos. Recomiendo dormir con imanes, colocarlos en la cama, consumir agua magnetizada, y adquirir un pequeño masajeador puntual para estimular puntos de reflexología, dejándolo en posición durante quince segundos en áreas problemáticas. Puedes usar un imán cilíndrico durante quince minutos para obtener energía, circulando debajo de cada pie y entre

las manos con precaución. Consulta la sección sobre autoinmunidad, ya que las investigaciones recientes indican que podría ser el resultado de una disfunción del sistema inmunológico (Sotzny et al, 2018).

132. ***Síndrome del túnel carpiano (STC):*** Los imanes para el síndrome del túnel carpiano se pueden posicionar en la parte delantera y trasera de la muñeca. Aunque los síntomas pueden controlarse con la ayuda de los imanes, no esperes que la afección se cure automáticamente. Las muñequeras magnéticas de polo norte negativo orientadas hacia la piel han ayudado a pacientes con STC en todo el mundo. Existen varios tipos, todos orientados al polo norte negativo, pero con distintos tipos de banda o soporte. Muchos sienten alivio con solo llevar una pulsera magnética.

133. ***Síndrome post polio:*** Para el síndrome post polio, que se caracteriza por sensibilidad muscular y dolor en pacientes que han tenido polio, se ha observado alivio del dolor mediante la aplicación de imanes de polo norte negativo en puntos sensibles y dolorosos. El uso de rodilleras o tobilleras magnéticas de polo norte negativo es muy beneficioso. Dormir sobre un imán de polo norte negativo N-1 o N-2 y beber agua magnetizada también es de mucha ayuda. En casos de debilidad sin dolor, puede ser beneficioso el uso de una plantilla multipolar.

134. ***Sinusitis:*** El uso de una mascarilla magnética que cubre todos los puntos de la cara es una forma práctica de abordar los senos paranasales. Puedes aplicarla tanto como sea necesario para aliviar síntomas y molestias asociadas con la sinusitis. El uso del collarín y estimulador magnético para darse masaje sobre la cara es beneficioso.

135. ***Tensiones en los hombros:*** Para la tensión en los hombros, especialmente debido al estrés laboral, físico y emocional, puedes utilizar un soporte (envoltura) para hombros que ya lleva imanes de polo norte negativo. Este cubrirá ambos hombros superiores. Lleva una pulsera magnética en la muñeca para controlar el dolor. Incorpora diariamente estiramientos de los músculos de la parte superior de la espalda con ejercicios de respiración para aliviar la tensión.

136. ***Tinnitus:*** Aplica el polo norte negativo del imán de dómino sobre la parte superior de la oreja afectada y utiliza un imán cerámico N-1

debajo de la almohada para dormir. Esto aliviará los síntomas. En algunos casos podría ser necesario que consideres otras modalidades de terapia, como la extracción de empastes metálicos de los dientes. Te recomiendo beber mucha agua magnetizada.

137. **TMJ (articulación temporomandibular):** En caso de tener dolor de mandíbula, comúnmente asociado al rechinar de dientes, la molestia se localiza en la zona delante del lóbulo de la oreja, donde se encuentra el músculo más fuerte del cuerpo. Te recomiendo que visites a un quiropráctico para ajustar la articulación y masajearla utilizando los dedos o, preferiblemente, un masajeador que cuente con un imán en el cabezal como el masajeador magnético de polo norte negativo. También puedes aplicar un pequeño imán de cerámica de dómino en esa área con el polo norte negativo mirando hacia la piel durante treinta minutos, de tres a cuatro veces al día o más, hasta que se alivie el dolor. Mantenerlo en su lugar o pegar los puntos magnéticos de 2,500 gauss por segmentos de dos a tres horas, dos veces al día, también puede traer alivio. Te recomiendo el uso del collarín magnético, ya que estos músculos se extienden hacia la zona del cuello. Además, la mascarilla facial puede ayudarte a cubrir la mayoría de los músculos faciales. Aconsejo tratar de masajear esta articulación como medida preventiva, especialmente después de visitar al dentista, ya que durante esas citas se experimenta una gran cantidad de estrés emocional. Brindarle cuidado suave y amoroso a la articulación es esencial para evitar situaciones más graves.

138. **Tobillos hinchados:** Aplica el polo norte negativo a los riñones para ayudar a aumentar la producción de orina. También puedes aplicar los imanes *AccuPoints* para ayudar a reducir la hinchazón de los tobillos afectados. Bebe agua magnetizada del polo norte negativo.

139. **Trastornos emocionales:** El sistema nervioso central (SNC) desempeña un papel crucial en nuestras emociones. Es esencial mantener un equilibrio entre los estímulos emocionantes y los inhibidores, representados por los equilibrios magnéticos positivos y negativos. Como mencioné anteriormente, el cerebro se beneficia de la energía magnética negativa. Aplicar el polo norte negativo en la frente y en la zona occipital (base del cráneo) de quince a treinta minutos. En casos de esquizofrenia, sugiero aplicar el polo norte negativo en ambos

lados de los huesos temporales de la cabeza. Una banda para la cabeza *(Memory Band)* con imanes de polo norte negativos puede provocar un efecto calmante. Evita la energía positiva del polo sur en el cerebro ya que la energía negativa ayuda a calmar la actividad eléctrica y la producción excesiva de hormonas o sustancias. Aunque parezca extraño, sentarse sobre un cojín magnético o usar imanes tipo N-1 te traerá alivio también.

### 140. *Trastornos femeninos:*

a) *Endometriosis:* La terapia magnética traerá alivio y beneficios, pero puede tardar varios meses de uso continuo para notar resultados. En nuestra práctica hemos visto buenos resultados al colocar imanes de 2,500 gauss en el vientre bajo durante seis a doce horas.

b) *Fibroides:* Recomiendo aplicar un imán de polo norte negativo en la zona baja del abdomen, incluso en casos de fibromas grandes que pueden requerir cirugía. Esto puede ayudar a reducir el tamaño, las ramificaciones y a aliviar el dolor.

c) *Hemorragias:* Siéntate sobre el polo norte negativo del imán durante treinta minutos una o dos veces al día para detener el sangrado excesivo. El polo norte negativo también controla la producción excesiva de fluidos.

d) *Calentones o* **hot flashes:** Para aumentar la producción de hormonas sugiero aplicar el paño *(pad)* magnético flexible de polo sur positivo sobre los ovarios durante treinta minutos, siempre y cuando no haya quistes uterinos u ováricos. Luego, gira hacia al polo norte negativo durante el resto del día o la noche.

e) *Leucorrea (flujo vaginal blanco excesivo):* Coloca el polo norte negativo sobre el perineo o la región púbica, ovarios y útero durante al menos tres horas diarias. En caso de estreñimiento, puedes aplicar el polo sur positivo a la parte baja del vientre de diez a quince minutos. Luego, cambia inmediatamente al polo norte negativo. Bebe agua magnetizada del polo norte negativo y ambos polos regularmente. Dúchate con agua del polo norte negativo. Consulta con un especialista si la afección continúa por más de tres a cinco días.

f) *Malestar menopáusico:* Para aliviar los malestares de la menopausia puedes poner imanes o paños *(pads)* del polo norte negativo debajo de la almohada. Coloca el polo norte negativo del imán sobre el útero por tres horas diarias. También puedes colocar el polo norte negativo del imán sobre la palma de la mano izquierda y debajo del pie derecho, y el polo sur positivo del imán sobre la palma de la mano derecha y debajo del pie izquierdo durante diez minutos al día por la mañana. Bebe agua magnetizada con el polo norte negativo y duerme sobre un colchón magnético.

g) *Malestar y dolor menstrual:* Coloca el polo norte negativo del imán sobre el útero durante siete a diez días por un mínimo de treinta minutos. Puedes alternar el polo norte negativo y sur positivo por la misma cantidad de minutos. Bebe agua magnetizada con el polo norte negativo. También puedes poner el polo norte negativo del imán en la palma de la mano izquierda y debajo del pie derecho, mientras pones el polo sur positivo en la palma de la mano derecha y debajo del pie izquierdo por diez minutos al día por la mañana para energizar los meridianos. Cuando se posiciona en la parte baja del vientre, el paño *(pad)* o el soporte (envoltura) magnético negativo tiende a aliviar la inflamación y el dolor asociados al ciclo.

h) *Irregularidad menstrual:* Aplica como en el caso anterior. Utiliza una cinta magnética en la frente para que haga efecto sobre el sistema nervioso central.

i) *Ayuda para la concepción:* Siéntate en el polo sur positivo del imán durante treinta minutos dos veces al día, preferiblemente por la mañana y por la noche. Asegúrate de que no sufras de ninguna infección al momento de hacerlo. Esto actúa para fortalecer los músculos y los tejidos para permitir el embarazo. Detén este proceso una vez quedes embarazada.

j) *Quistes ováricos o en el útero:* Es importante que tengas un diagnóstico de esta condición. La terapia magnética debe utilizarse como terapia complementaria a los tratamientos convencionales. Pon el polo norte negativo sobre los ovarios de forma continua. Beber agua magnetizada con el polo norte negativo.

k) *Embarazo:* Aunque no existen estudios sobre el embarazo sabemos de seguro que no te puedes aplicar un imán al abdomen. Sin embargo, puedes usar joyas magnéticas, usar los puntos magnéticos o cualquier soporte para el cuello, piernas, brazos o muñecas porque no son lo suficientemente gruesos. Si padeces lumbalgia, el uso de los puntos magnéticos de 800 gauss es seguro cuando se aplican sobre la articulación lumbar o sacro-ilíaca.

l) *PMS (síntomas premenstruales):* Trata estos síntomas directamente con los paños *(pads)* magnéticos flexibles, imanes dómino o utiliza una faja lumbar magnética delante debajo del ombligo. Puedes dormir con ellos o, si los síntomas son generalizados, utilizar una colchoneta magnética. Para síntomas específicos asociados al síndrome premenstrual debes aplicar un imán localmente.

m) *Sexo:* Si tu deseo sexual ha disminuido, puedes sentarte en el polo sur positivo del imán por treinta minutos antes de acostarte cada noche. Esto eleva las respuestas nerviosas, fortaleciendo los órganos reproductores sexuales.

n) *Problemas o infecciones vaginales:* Siéntate en el polo norte negativo durante una o dos horas de dos a tres veces al día. Coloca el polo norte negativo sobre el útero y la zona pélvica. Te puedes duchar con agua del polo norte negativo. Bebe agua magnetizada con el polo norte negativo.

141. *Trastornos gastrointestinales:* Aplica el polo norte negativo sobre la zona específica del trastorno para sentir alivio. Esto podría ser sobre la vesícula biliar, el estómago o los intestinos. Para problemas como gases o flatulencias, que son resultado de mala digestión o exceso de ácido en el estómago, hemos visto mejoría con la aplicación del polo sur positivo del N-1, o incluso con los paños *(pads)* magnéticos y los puntos magnéticos. Te sugiero aplicarlos al estómago durante veinte a treinta minutos una o dos veces al día. Davis y Sierra mencionan que las energías del polo sur positivo pueden potenciar los ácidos naturales para mejorar la eficacia y el alivio de condiciones estomacales. La falta de ácidos en el estómago también podría ser la causa del malestar estomacal e indigestión. Para la diarrea y el estreñimiento, que son expresiones energéticas diferentes en el cuerpo, te sugiero probar qué funciona mejor para ti individualmente. Generalmente, aplicar el polo norte negativo en el bajo vientre es seguro, pero el polo sur positivo tiende a relajar el músculo, siendo más adecuado para el estreñimiento y lo contrario para la diarrea. Se recomienda colocar el imán justo encima del ombligo durante treinta minutos en cada aplicación. También puedes intentar dormir con la faja magnética puesta pero hacia el abdomen sobre la zona, ya que estos tienen el polo norte negativo hacia la piel.

142. **Tratamiento de las cicatrices:** La terapia magnética ha demostrado ser beneficiosa para tratar cicatrices. Te sugiero colocar el polo norte negativo sobre la zona afectada, lavar la zona con agua del polo norte negativo y beber agua magnetizada con el polo norte negativo.

143. **Trauma cervical o whiplash:** En casos de *whiplash* (trauma cervical), puedes utilizar el collarín magnético para el cuello colocando el polo norte negativo en la parte posterior del cuello, en la base del cráneo, hasta que los síntomas desaparezcan. Puedes aplicarlo inmediatamente al cuello y llevarlo puesto todo el día, e incluso puedes intentar dormir con el. Otra opción es el collar de joyería hecha a base de polo norte negativo que puedes usar diariamente. Es crucial buscar atención quiropráctica de inmediato, aplicar imanes y hielo, y obtener una almohada magnética con contorno cervical para revertir los efectos del movimiento rápido de flexión y extensión del cuello. En el caso de lesiones previas, te recomiendo el uso diario y adecuado del collarín magnético y la almohada cervical.

144. **Tumores:** Los tumores pueden detenerse y disolverse mediante la aplicación del polo norte negativo durante treinta a cuarenta y cinco minutos directamente al área, dos veces al día. El tiempo para ver resultados puede variar según el caso, el desarrollo, tipo y clase de tumor. Los tumores benignos también deben tratarse con el polo norte negativo, preferiblemente aplicada sobre el tumor. Duerme sobre imanes cerámicos de polo norte negativo y bebe agua magnetizada con el polo norte negativo.

145. **Úlcera:** Aplica el imán dómino o el paño *(pad)* flexible de polo norte negativo para aliviar rápidamente las molestias. Esto favorecerá la regeneración de tejido para reemplazar las células dañadas. Te aconsejo también consultar las recomendaciones para trastornos gastrointestinales, como hacer buches, gárgaras y beber agua magnetizada con el polo norte negativo. Siempre lava el área afectada con agua del polo norte negativo.

146. **Várices, flebitis:** Te sugiero el uso de tobilleras magnéticas del polo norte negativo en la zona del tobillo. Si la inflamación está cerca de la rodilla, recomiendo una rodillera que sujete los músculos de la pierna sin comprimir, ya que la compresión excesiva podría provocar más

inflamación. Es importante beber agua magnetizada. También puedes considerar la opción de pegar unos puntos magnéticos de 2,500 gauss sobre las venas o capilares doloridos hasta sentir alivio.

**147.** *Vértigo:* El uso de imanes varía según la causa del vértigo. Si proviene del oído se posiciona un imán de polo norte negativo sobre el oído; si es posible sostenerlo en su lugar con un auricular, es preferible hacerlo durante treinta minutos a lo largo del día. Los problemas estomacales también pueden causar vértigo, por lo que se aplica el imán en la zona del estómago. Además, te recomiendo beber cuatro onzas de agua mezcladas con bicarbonato de sodio agitando con el lápiz magnético en sentido contrario a las agujas del reloj, es decir, hacia la izquierda. Este proceso cambiará la rotación de las moléculas hacia la izquierda, facilitando su reabsorción.

**148.** *Verrugas o lesiones cutáneas:* Aconsejo colocar un punto magnético sobre la verruga o lunar. Déjalo puesto durante toda la noche. Posteriormente, lava la zona afectada con agua del polo norte negativo y bebe agua con la misma polaridad.

# Glosario

1. **Agua magnetizada:** Agua expuesta a un imán de polo norte negativo o sur positivo. El imán polariza el agua dependiendo del polo al que esté expuesto. Esta agua del polo norte negativo se puede utilizar para beber, y el agua del polo sur positivo para regar el jardín.

2. **AlNiCo:** Es una aleación de alta energía hecha de aluminio, níquel, hierro, cobalto y cobre. El AlNiCo no se utiliza a menudo en magnetoterapia debido a su alto costo en comparación con el de cerámica. Sin embargo, estos son los que recomiendo utilizar como cilindros de mano mientras recibes tu terapia magnética, ya sea estática o pulsada.

3. **Biomagnetismo:** Ciencia aplicada que estudia el efecto de la energía magnética sobre los organismos vivos, es decir, plantas, animales y seres humanos.

4. **Campo magnético:** Área alrededor de un imán en la que se sienten sus efectos. Es un campo de fuerza creado como consecuencia del movimiento de cargas. La fuerza (intensidad o corriente) de un campo magnético se mide en gauss (G) o Tesla (T).

5. **Chi:** La energía sin forma, el poder animador de la fuerza vital. Energía que crea el movimiento, ya sea voluntario o involuntario, y la oscilación en el interior de los órganos internos.

6. **Corriente alterna:** Corriente eléctrica que invierte la dirección a intervalos regulares. Similar a la que se encuentra en la mayoría de la cablería eléctrica dentro de tu hogar. Abreviado comúnmente como AC *(Alternating current).*

7. **Corriente continua:** Corriente eléctrica que fluye en una sola dirección, como la producida por una batería. Abreviado como DC *(Direct current).*

8. *Diamagnetismo:* Propiedad de los materiales en donde la dirección del magnetismo inducido es opuesta a la del campo de inducción. Esta propiedad describe todos los elementos ligeramente repelidos por un imán.

9. *El par biomagnético (PB)* - Es una técnica terapéutica desarrollada por el Dr. Isaac Goiz Durán, un científico mexicano, hace más de veintisiete años. Esta técnica se enfoca en prevenir, complementar tratamientos y rehabilitar enfermedades al mejorar las condiciones internas del organismo. Consiste en la aplicación de pares de imanes de intensidad moderada en áreas específicas del cuerpo humano para eliminar las cargas bioeléctricas disfuncionales y equilibrar el campo biomagnético y el sistema bioeléctrico. Los imanes son en forma de dómino, y están forrados en vinilo de colores para identificar los polos. Para el polo sur positivo, el rojo. Para el polo norte negativo, el negro. Este método especializado expone a los pacientes solo al polo sur positivo durante un breve período. Es una opción popular en Sudamérica, especialmente donde los recursos son limitados, y puede considerarse como una alternativa a los medicamentos, como los antibióticos. Jarrot y yo estamos certificados en esta técnica. Pasamos dos semanas de 100 horas de adiestramiento. Aunque no lo practicamos, siempre queremos saber las técnicas disponibles y en qué consisten.

10. *Electroimán:* Dispositivo que produce un campo magnético, compuesto por dos bobinas conectados por una barra de hierro dulce o forjado a través de la cual pasa una corriente eléctrica.

11. *Electromagnetismo:* Rama de la física que estudia las interacciones entre las corrientes eléctricas y los campos magnéticos. El electromagnetismo es una de las fuerzas fundamentales de la física y ha sido intensamente investigado desde su descubrimiento por el físico Hans Christian Orsted. Más tarde el científico Michael Faraday y el físico James Clerk Maxwell continuarían su investigación.

12. *Energía magnética:* Energía acumulada en un campo magnético.

13. *Espines:* En física, el momento angular propio de las partículas individuales se denomina "espín" *(spin* en inglés, o "rotación"). Esta es una teoría de la mecánica cuántica.

14. *Ferrimagnetismo:* Magnetismo que se encuentra en las ferritas. Las ferritas son materiales altamente resistentes con propiedades notables. Se utilizan como núcleos de transformadores para corriente de alta

frecuencia. Se encuentran en muchos tipos de equipos electrónicos y sirven como componentes de memoria en las computadoras.

15. **Ferromagnetismo:** Propiedad de materiales con muy alta permeabilidad magnética, como el hierro, el níquel y el cobalto. Retienen el magnetismo residual en ausencia de un campo magnético.

16. **Fuerza magnética:** La fuerza de torsión, empuje o tracción ejercida sobre una partícula de carga magnética o en movimiento. Se siente cuando sostienes dos imanes para atraerse o repelerse entre sí. La fuerza magnética, también llamada fuerza o intensidad magnética, se mide en gauss.

17. **Galvanómetro:** Instrumento utilizado para medir la corriente eléctrica de baja intensidad.

18. **Gamma:** Cien milésimas de un gauss. Estas ondas se miden en ciclos de velocidad por segundo que describimos como Hertz (Hz). Este término es comúnmente utilizado en la geofísica para hablar de variaciones en el campo magnético de la Tierra. Por ejemplo, las tormentas magnéticas pueden ser del orden de 40 a 50 gammas. El corazón humano produce un campo magnético de menos de un gamma o unas pocas millonésimas de gauss. Los músculos humanos producen alrededor de una décima parte de un gamma, y las neuronas cerebrales producen alrededor de una centésima parte de un gamma o una milmillonésima parte de un gamma. Las ondas cerebrales más rápidas son las ondas conocidas como ondas gamma.

19. **Gauss:** Término comúnmente utilizado para la fuerza magnética. Los imanes están clasificados en gauss. La intensidad del campo terrestre es aproximadamente 1/2 (.5) gauss. Es la unidad CGS (Sistema Cegesimal de Unidades) de densidad de flujo magnético o intensidad de inducción magnética producida por un polo magnético. Un gauss corresponde a 10-4 Tesla (T), la Unidad del Sistema Internacional. El gauss lleva su nombre en honor al científico y matemático alemán del siglo XIX Carl Friedrich Gauss.

20. **Imán bipolar:** Ambos polos. Los polos norte negativo y sur positivo se aplican simultáneamente. También se les llama polos alternos. Este término describe un imán o campo magnético que proporciona un patrón de alternancia de impulsos negativos del norte y positivos del sur. Este efecto se puede producir con imanes permanentes utilizados en un patrón

de polos alternos o con PEMF, campos magnéticos pulsados en un patrón de onda oscilante.

21. ***Imán magnético flexible de alta intensidad:*** Mezcla de polvo seco de ferrita y resina de polímero de caucho que luego se magnetiza. Este material está disponible en cinta de una a tres pulgadas de ancho, con un grosor de 1/8 de pulgada y 1/4 de pulgada. El campo magnético está orientado proporcionando el polo norte negativo por un lado y el polo sur positivo por el otro. Estas son la base de las famosas «bandas mágicas» magnéticas del Dr. Sierra.

22. ***Imán permanente:*** Imán que permanece magnetizado sin un suministro constante de electricidad. Esto se debe a que algunos de los electrones de los átomos de hierro permanecen alineados con su fuerza de giro. El óxido de hierro, el samario, el cobalto y el neodimio se usan comúnmente para crear imanes permanentes.

23. ***Imanes cerámicos de ferrita:*** La ferrita es un material cerámico creado por el hombre compuesto de óxido de hierro con uno o más elementos metálicos adicionales, como ferrita de estroncio o bario. Son ferrimagnéticos, lo que significa que son atraídos por campos magnéticos y pueden magnetizarse para convertirse en imanes permanentes. Los imanes permanentes se encuentran entre los imanes más fuertes, duraderos y difíciles de alterar y aún así son más débiles que los imanes de neodimio. Los usamos como imanes de terapia. Gracias a Davis & Sierra, estos imanes de cerámica de ferrita se fabrican con un grado 8, con una clasificación de gauss de 3,850 gauss y su un gauss de superficie es de 1,300 gauss. Pero lo más importante, con los polos magnéticos en lados opuestos como un propósito curativo. Los imanes permanentes son bastante delicados y se rompen fácilmente. Deben manipularse con cuidado y nunca dejarse caer ni golpearse contra otros objetos o superficies duras. Pierden energía si se manejan con brusquedad. Por experiencia, con un buen cuidado, pueden durar sobre cincuenta años.

24. ***Imanes de neodimio:*** El imán permanente más fuerte. Están hechos de una aleación de hierro, boro y neodimio, un elemento de tierras raras. En 1983, comenzó la fabricación de imanes de neodimio; a menudo se les conoce como neoimanes. Los imanes neo se colocan con frecuencia en la parte posterior de las joyas magnéticas de acero inoxidable y titanio y, a veces, se cubren con resina para prolongar la vida útil del imán. También puedes encontrarlos colocados en soportes (envolturas) corporales. Asegúrate de que el polo norte negativo está dirigido hacia tu piel.

25. *Imanes estáticos:* Son imanes estacionarios que emanan un campo magnético estático de corriente continua (CC). El campo magnético estático ofrece múltiples beneficios positivos para la salud. Puede contrarrestar los efectos negativos de los campos electromagnéticos y puede complementar a su cuerpo el declive del magnetismo de la Tierra.

26. *Inducción electromagnética:* Producción de corriente eléctrica en un circuito variando el flujo de inducción magnética de la corriente.

27. *Kinesiología aplicada:* Método de diagnóstico que utiliza la fuerza de los músculos de los pacientes en diferentes circunstancias para determinar la salud de varias partes del cuerpo. Ayuda también a determinar qué tratamientos serán efectivos. Abreviado como AK *(Applied Kinesiology)*. También se llama prueba muscular.

28. *La figura 8:* Representación geométrica de los efectos de la energía. Muestra una separación completa entre cada potencial o carga de los diferentes polos en cada extremo de un cilindro o barra magnética. En el centro de la figura 8 hay una división de las dos energías, un estado neutro que cancela cualquiera de las dos energías formando un efecto de pared *(Bloch's Wall)*. En esta pared o borde, los electrones paralelos giran en direcciones opuestas.

29. *Líneas de inducción:* Representación de la energía magnética en movimiento alrededor de un imán.

30. *Magnetismo:* Rama de la física que estudia las propiedades de los imanes, ya sean naturales o artificiales, y los fenómenos asociados. El magnetismo generalmente se entiende como una fuerza física invisible que actúa sobre la materia.

31. *Magnetita:* Forma mineral natural magnética de óxido de hierro $Fe_3O_4$ y espinela negra ferromagnética. También se le conoce como piedra magnética. Se dice que esta es la piedra imán que llevaba la reina Cleopatra en la frente, confiando que la mantendría joven y hermosa.

32. *Magnetización:* Proceso que magnetiza un material que antes no tenía magnetismo.

33. *Magnetómetro:* Instrumento utilizado para medir y estudiar las variaciones en la energía magnética de la Tierra. Generalmente, el término magnetómetro se refiere a cualquier instrumento utilizado para medir la intensidad de un campo magnético. Carl Friedrich Gauss contribuyó en

1831 con una parte importante del desarrollo del magnetómetro. Con este dispositivo se pueden medir las intensidades del campo de los imanes. Esta intensidad del campo magnético, por ejemplo, también se da a menudo en la unidad Tesla.

34. *Materiales ferromagnéticos:* Que magnetizan fácilmente cuando se colocan en un campo magnético.

35. *Mesmerismo:* Doctrina del siglo XVIII que sostenía que todos los seres vivos están sujetos a la influencia de un «fluido magnético» que puede ser concentrado o recanalizado por «pases» y manipulación.

36. *Modalidad:* Método de terapia.

37. *Orsted.* Unidad de fuerza magnética utilizada para medir la fuerza de magnetización aplicada a una sustancia colocándola en bobinas que transportan corrientes. Su símbolo es OE o B, similar a gauss. Unidad nombrada en honor al científico Hans Christian Orsted.

38. *Paramagnetismo:* Propiedad de los materiales que al exponerse a un campo magnético se magnetizan en la misma dirección que el hierro, pero con mucha menos intensidad.

39. *Polaridad:* Característica de un sistema que tiene dos polos.

40. *Polarizado:* Que posee ambos polos; sinónimo de magnetizado.

41. *Polo magnético:* Punto de la Tierra hacia el que convergen los meridianos magnéticos.

42. *Polo norte negativo:* Polaridad negativa, también conocida como bionorte. Se considera el lado «curativo» de un imán. Este polo es refrescante, induce calma y efectos sedativos, reduce la inflamación, retrasa el crecimiento, despeja, elimina y desintoxica. Corresponde a la definición de la medicina tradicional china (MTC) de Yin, o polaridad negativa. Marca este polo en blanco, azul o verde para usarlo en la curación.

43. *Polo sur positivo:* Polaridad positiva, también conocida como biosur. Este polo calienta y estimula como también promueve el crecimiento y la actividad, acumulando, construyendo, tonificando y fortaleciendo. Corresponde al Yang, o polaridad positiva. Márcalo con el color rojo para su uso en la curación.

44. *Polo:* Cada extremidad de un imán o de un circuito eléctrico.

45. *Polos magnético de un imán:* Todo imán tiene el polo norte negativo y el polo sur positivo. Si no tienes un magnetómetro y quieres identificar los dos polos de un imán, puedes tomar una barra magnética larga y recta o un cilindro magnético y atar una cuerda o hilo en su centro. Luego, ata el hilo a un soporte que permita que el imán se balancee libremente, manteniéndolo alejado de otros objetos metálicos. El imán girará y disminuirá la velocidad, y luego dejará de girar. Con una brújula, verifica que el extremo del imán que apunta al polo norte negativo de la Tierra es el polo sur positivo del imán. Identifícalo con pintura o cinta adhesiva roja. Se hace de esta forma porque los diferentes polos se atraen y los polos similares se repelen, así que el extremo que busca el polo norte negativo es el polo sur positivo del imán. Una vez identifiques un lado, puedes identificar el otro con la polaridad que falte. Recuerda, los polos opuestos se atraen y los similares se repelen. El polo norte negativo de la Tierra atrae al polo sur positivo de un imán y vise versa.

46. *Punto de Curie:* Temperatura por encima de la cual los elementos ferromagnéticos se vuelven paramagnéticos (775° para el hierro). La mayoría de los imanes pierden su potencia magnética de forma completa y permanente si el imán se deja por encima de cierta temperatura (350° para los imanes cerámicos). Por lo tanto, los imanes no deben dejarse en un automóvil o bajo el sol caliente o el frío extremo.

47. *Radiación electromagnética:* Emitida por un campo electromagnético o CEM. Estos campos afectan al comportamiento de los objetos cargados en las proximidades del campo. Estos campos artificiales, hechos por el hombre, tienen un efecto negativo en nuestros cuerpos. Los campos electromagnéticos están en constante movimiento y generando energías eléctricas y magnéticas. Esto crea ondas de radiación. Estas ondas a veces se denominan como *smog* electromagnético. Es importante no confundir los campos magnéticos pasivos y los campos magnéticos pulsados que se ven en la terapia magnética y electromagnética con los campos electromagnéticos producidos por la electricidad de alta tensión de campos como las pantallas de televisión, los monitores de computadora y los aparatos eléctricos. El equipo de terapia de campo magnético pulsado transforma la corriente alterna en corriente continua, produciendo un campo magnético pulsado en frecuencias establecidas. Los dispositivos alimentados por batería también utilizan corriente continua para producir frecuencias alternas.

48. *Síndrome de deficiencia de campo magnético:* Insuficiencia magnética en el cuerpo caracterizada por diversos síntomas.

49. *Solenoide:* Bobina alargada hecha de alambre conductor trenzado a través del cual se hace pasar una corriente eléctrica. Esto crea un campo magnético dentro de la bobina. Existe cuando se detiene la corriente.

50. *Terapia magnética estática:* Aplicación de imanes estáticos al cuerpo para obtener beneficios curativos. Cuando se utiliza un imán para la curación, normalmente se le denomina imán de terapia o bioimán.

51. *Tesla:* Tesla (T) es una unidad de medida que describe la densidad de flujo magnético o la fuerza magnética. La unidad fue nombrada en 1960 en honor al científico e inventor Nikola Tesla. Un Tesla equivale a 10,000 gauss.

# Referencias

Alberts B, Johnson A, Lewis J, et al. *Molecular Biology of the Cell*. 4th edition. New York: Garland Science; 2002. The Chemical Components of a Cell. https://www.ncbi.nlm.nih.gov/books/NBK26883/

Becker, R. O., & Marino, A. A. (1982). *Electromagnetism and life*. Suny Press.

Casale, R., Alaa, L., Mallick, M., & Ring, H. (2009). Phantom limb related phenomena and their rehabilitation after lower limb amputation. *European journal of physical and rehabilitation medicine*, 45(4), 559–566.

CH, B. (1962). The direct current control system. A link between environment and organism. *NY State J Med*, 62, 1169-1176.

Charles F. Haanel (2017). *The New Master Key System*, p.320, Simon and Schuster

Cook, E.S., Smith, S.M.J. (1964). *Increase of Trypsin Activity. In: Barnothy, M.F. (eds) Biological Effects of Magnetic Fields*. Springer, Boston, MA. https://doi.org/10.1007/978-1-4757-0214-9_23

Davis, A. R. (1982). The anatomy of biomagnetism.

*Diccionario de cáncer del NCI*. (n.d.). Instituto Nacional Del Cáncer. https://www.cancer.gov/espanol/publicaciones/diccionarios/diccionario-cancer/def/homeostasis

*Electromagnetic fields and cancer*. (2022, May 30). National Cancer Institute. https://www.cancer.gov/about-cancer/causes-prevention/risk/radiation/electromagnetic-fields-fact-sheet#top

Faraday, Michael;Royal Society (Great Britain). (n.d.). *On the magnetization of light and the illumination of magnetic lines*. https://library.si.edu/digital-library/book/onmagnetizationo01fara

Goodwin, T. J. (2006, January 1). *An Optimization of Pulsed ElectroMagnetic Fields study. NASA Technical Reports Server (NTRS)*. https://ntrs.nasa.gov/citations/20070004785

July 1820: Oersted and electromagnetism. (n.d.). https://www.aps.org/publications/apsnews/200807/physicshistory.cfm

Matan. (2023, August 2). *¿Cómo funciona la Ley de Faraday?* Electricity - Magnetism. https://www.electricity-magnetism.org/es/como-funciona-la-ley-de-faraday/

Montero Vega, V., Montero Campello, M., Sierra Figueredo, P., Sierra Figueredo, S., & Frómeta Jiménez de Castro, E. (2014). *Mortalidad por infarto agudo de miocardio y su relación con las tormentas solares y geomagnéticas en la provincia Guantánamo. Revista Cubana de Cardiología y Cirugía Cardiovascular, 20(2),* 78-83. https://revcardiologia.sld.cu/index.php/revcardiologia/article/view/516/586

Nakagawa, K. (1976). Magnetic Field Deficiency Syndrome and Magnetic Treatment. *Japan Medical Journal,* 2745. http://ddata.over-blog.com/xxxyyy/2/91/31/81/Champ-magnetique/761204-Mag.Field-Deficiency-Syndr.-Mag.Treatment.pdf

Pasek, J., Pasek, T., Sieroń A., et al. (2012). Magnetotherapy in the treatment of pain after limb amputation – *Case report. BÓL,* 13(1), 43.

Pirahanchi, Y., Jessu, R., & Aeddula, N. R. (2023, March 13). *Physiology, Sodium potassium pump.* StatPearls - NCBI Bookshelf. https://www.ncbi.nlm.nih.gov/books/NBK537088/

Schumann, W. O. (1952). Über die strahlungslosen Eigenschwingungen einer leitenden Kugel, die von einer Luftschicht und einer Ionosphärenhülle umgeben ist. *Zeitschrift für Naturforschung A.* 7 (2): 149–154. doi:10.1515/zna-1952-0202

Sisken, B., & Walker, J. (1995). *Therapeutic aspects of electromagnetic fields for Soft-Tissue healing.* https://www.semanticscholar.org/paper/Therapeutic-Aspects-of-Electromagnetic-Fields-for-Sisken-Walker/9a0b5a4c22f2902f414c7742e5fb3cf35527d64f

Skjærvø, G. R., Fossøy, F., & Røskaft, E. (2015). *Solar activity at birth predicted infant survival and women's fertility in historical Norway.* Proceedings of the Royal Society B: Biological Sciences, 282(1801), 20142032. https://doi.org/10.1098/rspb.2014.2032

Sotzny, F., Blanco, J., Capelli, E., Castro-Marrero, J., Steiner, S., Murovska, M., Scheibenbogen, C., & European Network on ME/CFS (EUROMENE) (2018). Myalgic Encephalomyelitis/Chronic Fatigue Syndrome - Evidence for an autoimmune disease. *Autoimmunity reviews,* 17(6), 601–609. https://doi.org/10.1016/j.autrev.2018.01.009

The Editors of Encyclopaedia Britannica. (2024, February 13). *Newton's law of gravitation | Definition, Formula, & Facts. Encyclopedia Britannica.* https://www.britannica.com/science/Newtons-law-of-gravitation

*The Magnetic Blueprint of Life by Davis, Albert Roy.* (n.d.). https://www.amazon.ca/Magnetic-Blueprint-Life-Albert-Davis/dp/0911311157

166

*The Nobel Peace Prize 1962*. (n.d.). NobelPrize.org. https://www.nobelprize.org/prizes/peace/1962/pauling/other-prize/

*The Nobel Prize in Physics 1913*. (n.d.). NobelPrize.org. https://www.nobelprize.org/prizes/physics/1913/onnes/facts/

*The Nobel Prize in Physiology or Medicine 1931*. (n.d.). NobelPrize.org. https://www.nobelprize.org/prizes/medicine/1931/warburg/biographical/

Universidad Finis Terrae. (n.d.). *Química: Enlaces químicos*. https://uft.cl/images/futuros_alumnos/profesores_orientadores/material-pedagogico/Guia_3_Enlaces_quimicos.pdf

# Lista de inspiración personal de la Dra. Sierra

Esta lista incluye libros y sitios web relevantes para la autora durante la creación del contenido de este libro, pero que no están mencionados explícitamente en el texto.

Beasley, V. R. (1979). *Your electro-vibratory body: A Study of the Life Force as Electro-vibratory Phenomena*. Dr Hills Technologies.

Becker, R. O. (1990). *Cross currents: The Promise of Electromedicine, the Perils of Electropollution*. Tarcher.

Becker, R., & Selden, G. (1998). *The body electric: Electromagnetism And The Foundation Of Life*. Harper Collins.

Dispenza, J. (2015). *You are the placebo: Making Your Mind Matter*. Hay House, Inc.

Dispenza, J. (2017). *Becoming supernatural: How Common People are Doing the Uncommon*. Hay House, Inc.

Francis, E. A. (2017). *The body heals itself: How Deeper Awareness of Your Muscles and Their Emotional Connection Can Help You Heal*. Llewellyn Worldwide.

Hay, L. (1995). *You can heal your life*. Hay House, Inc.

Davis, A. R. (1982). The anatomy of biomagnetism.

Jarrot Sierra, J. R. (2019). *Enfócate y cambia tu salud*.

*Learn Qi Gong | Chi Gong | Holden QiGong*. (2023, January 30). Holden QiGong. https://www.holdenqigong.com

Lipton, B. H. (2015). *The biology of belief: Unleashing the Power of Consciousness, Matter & Miracles*.

Meyers, B. A. (2013). *PEMF - the fifth element of health: Learn Why Pulsed Electromagnetic Field (PEMF) Therapy Supercharges Your Health Like Nothing Else!* BalboaPress.

*Mindvalley* (n.d.). A Better You, Every day, Mindvalley. Mindvalley. https://www.mindvalley.com

O'Bryan, T. (2016). *The autoimmune fix: How to Stop the Hidden Autoimmune Damage That Keeps You Sick, Fat, and Tired Before It Turns Into Disease*. Rodale Books.

O'Bryan, T. (2018). *You can fix your brain: Just 1 Hour a Week to the Best Memory, Productivity, and Sleep You've Ever Had*. Rodale Books.

Pawluk, W. (2021). *Supercharge Your Health with PEMF Therapy: How Pulsed Electromagnetic Field (PEMF) Therapy Can Jumpstart Your Health, Banish Pain, Improve Sleep, and Help Prevent and Relieve Over 80 Common Health Conditions*.

Sierra Irma I., (2007). *El poder del imán*

Sierra & Jarrot Quiropractica y Biomagnetismo. (2017, September 6). *Cancer Control Society 2017 The Power in a Magnet Part 1* [Video]. YouTube. https://www.youtube.com/watch?v=r2AxORMRlSM

Tolle, E. (2010). *The power of now: A Guide to Spiritual Enlightenment*. New World Library.

Villoldo, A. (2019). *Grow a new body: How Spirit and Power Plant Nutrients Can Transform Your Health*. Hay House, Inc.

Villoldo, A., & Villoldo, P. D. A. (2010). *The four insights: Wisdom, Power, and Grace of the Earthkeepers*. ReadHowYouWant.com.

# Perfil de la autora

**Dra. Irma I. Sierra, B.S, D.C., F.I.C.P.A.**

La Dra. Irma Sierra nació en San Juan, Puerto Rico. Sus padres son el Dr. Ralph U. Sierra e Irma Rivera Santiago. Su padre fue el primer quiropráctico en Puerto Rico, creador de la ley y Junta Examinadora que permiten ejercer la quiropráctica desde 1952. Además, fue un científico reconocido y pionero en el uso del biomagnetismo en la isla. La Dra. Sierra creció en un entorno científico y de constantes descubrimientos, participando en la oficina de su padre, colaborando en su laboratorio y acompañándolo a conferencias locales e internacionales. Ha experimentado la quiropráctica y la terapia magnética desde temprana edad y no podría imaginar otra vida que no incluyera ofrecer estos servicios a la humanidad. Obtuvo su doctorado en 1984 en el *New York Chiropractic College*.

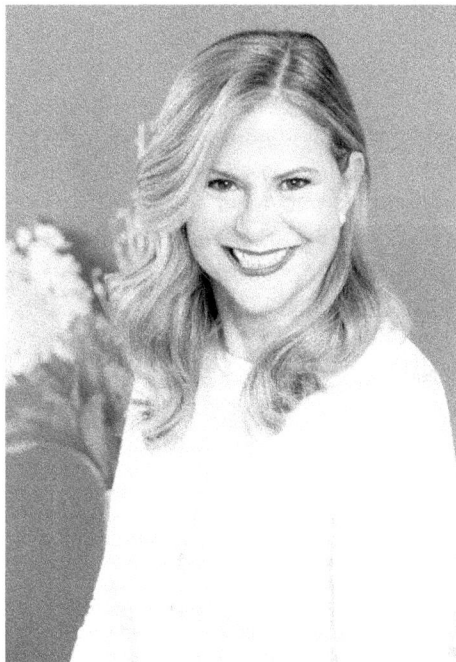

Además de ser la primera mujer puertorriqueña doctora en quiropráctica, fue la primera mujer presidenta de la Junta Examinadora de Quiroprácticos de PR y de la Asociación de Quiroprácticos de PR. También fue la primera mujer delegada de la Asociación de Quiroprácticos Americana y de la Federación de las Juntas Examinadoras de Quiroprácticos. Tiene licencia en los estados de Nueva York y Florida.

En 1985, fundó la Clínica Quiropráctica Dra. Sierra en San Juan. Diez años más tarde, su esposo, el Dr. Jorge C. Jarrot, se unió a su clínica y cambiaron el nombre a la Clínica Quiropráctica Jarrot Sierra, con la ilusión de que sus tres hijos, Jorge, Adrián y Alexandra, continuaran la especialidad de la quiropráctica. La ilusión se convirtió en realidad, y todos sus hijos son quiroprácticos.

En 2004, con la ayuda de su familia, creó la primera tienda de productos magnéticos, *Health Magnetic Store & More.* Preocupada por la expansión de productos en el mercado, muchos sin fuerzas o con la polaridad incorrecta, decidió ofrecer al público general todos los productos que ya utilizaban con sus pacientes. Su tienda recibe pedidos de todo el mundo y la Dra. Sierra expone sus productos en convenciones dentro y fuera del país.

Con la intención de educar sobre la utilización de imanes para su salud, publicó su primer libro en el 2007, *El Poder del Imán,* traducido al inglés en *Power in a Magnet.*

La Dra. Sierra, con 25 años de carrera, no se ha retirado completamente. Actualmente, es consultora en la Clínica Quiropráctica Jarrot Sierra y hace investigación de productos magnéticos y naturales para *Health Magnetic Store & More.* Lanzó los productos *Dr. Sierra's Naturals,* una línea de más de 30 suplementos no-GMO, sin gluten, maíz, trigo, levadura, azúcar, leche, huevos, almidón, preservativos ni colorantes. También fundó *Dr. Sierra Magnets,* con productos magnéticos de uso terapéutico, registrados a nivel federal y estatal. Se enfoca en añadir los mejores productos a sus marcas.

Desde el inicio de su carrera, ha participado en radio y televisión, publicado artículos y dado conferencias local e internacionalmente sobre quiropráctica y biomagnetismo. Actualmente, presenta el programa de televisión educativo *Tu Salud* con su esposo e hija, anteriormente conocido como *Salud en Familia.* En su clínica, ofrece charlas sobre salud y bienestar, enfocándose en quiropráctica, nutrición y biomagnetismo, educando sobre su uso y beneficios.

*Momentos importantes en su carrera:*
- 1984, obtiene su grado como doctora quiropráctica
- 1995, obtiene un *fellowship* en quiropráctica pediátrica, FICPA
- 1998-2000, Presidenta de la Asociación de Quiroprácticos de Puerto Rico
- 2003-2007, Delegada de la Asociación Quiropráctica Americana, representando a los doctores quiroprácticos de PR en Washington, DC
- 2002-2005, Miembro de la Junta Examinadora de Quiroprácticos de PR
- 2005-2009, Presidenta de la Junta Examinadora de Quiroprácticos de PR

# MÁS ALLÁ
## DEL **PODER**
## DEL **IMÁN**

Dr. Irma I. Sierra

www.ingramcontent.com/pod-product-compliance
Lightning Source LLC
Chambersburg PA
CBHW070711280326
41926CB00089B/3929